LA OBESIDAD
MÓRBIDA

LA OBESIDAD MÓRBIDA

¿PERMITIRÁ USTED QUE LE QUITE LA VIDA?

Dr. Eduardo Chapunoff

Website: *www.dreduardochapunoff.com*
E-mail address: *eduardochapunoff@bellsouth.net*

Library of Congress Control Number: 2010906611
ISBN: Hardcover   978-1-4500-9980-6
                 Softcover   978-1-4500-9979-0
                 Ebook   978-1-4500-9981-3

Impreso en Estados Unidos de Norteamérica.

Para ordenar copias adicionales, contacte:

www.dreduardochapunoff.com

Xlibris Corporation
1-888-795-4274
www.Xlibris.com
Orders@Xlibris.com
77556

ÍNDICE

OPINIONES SOBRE

"ANSWERING YOUR QUESTIONS ABOUT HEART DISEASE AND SEX"

La misma obra fue traducida al español por el autor

"CONTESTANDO SUS PREGUNTAS SOBRE PADECIMIENTOS CARDIACOS Y EL SEXO"

Dr. Eduardo Chapunoff

Prólogo por el Dr. Arnold A. Lazarus
Distinguido Profesor Emérito de Psicología
Universidad Rutgers, New Jersey

Libro escogido por iUniverse como
"Elección del Editor"

**

FINALISTA

Concurso Anual del Libro del Año 2004
ForeWord Magazine

Editorial: Hatherleigh Press—Distribuidor: Random House

Octubre, 2007

"¡Nunca he visto una discusión tan elegante sobre un tema tan sensible!"

—**Dr. JUDITH COCHE**
Psicóloga, Fundadora y Directora del Centro Coche, Pennsylvania y Stone Harbor, New Jersey
Recipiente del Premio para "Mujeres Excepcionales", Philadelphia, 2004

*   *   *

"Este libro disipa el misterio existente sobre la enfermedad cardiaca y el sexo. Chapunoff no reprime su sentido del humor. Es una buena idea, si se considera la gravedad con la que algunos lectores estudiarán esta publicación. Su trabajo tiene el potencial de ser una obra de referencia."

—KARL KUNKEL
Crítico, *ForeWord Magazine*

*   *   *

"Escrito con brillantez humorística y didáctica."

—Dr. FRANK PEREZ-RIVAS
Ex-Director de la Veterans Administration Clinic, Oakland Park, Florida

*   *   *

"Al escribir *Contestando sus Preguntas Sobre Padecimientos Cardiacos y El Sexo*, el Dr. Chapunoff emplea un esquema intrigante, confortable, e ingenioso. El libro es informativo, está basado en datos científicos y contiene vasta información. No existen libros similares. El Dr. Chapunoff ha abierto las puertas a una materia que siempre se ha descuidado. Es honesto y directo en sus opiniones."

"Su excelente obra prueba que una lectura educacional puede capturar la atención del lector y entretenerlo, aún cuando la materia que trata sea muy seria."

—BETTY CORBIN TUCKER
Autora de *La Espina del Abuso Sexual*
Conductora de seminarios para escritores

*   *   *

"El Dr. Chapunoff examina los problemas de enfermedad cardiaca y sexo desde todos los ángulos posibles, médicos y personales. Ofrece información actualizada, esencial, completamente basada en datos científicos, y de gran relevancia."

"El autor demuestra claramente sus conocimientos y la importancia que le otorga a este nuevo tópico. Su libro es altamente recomendado."

—Dr. RAYMOND ROSEN
Profesor de Psiquiatría y Medicina, Universidad Robert Wood Johnson, Facultad de Medicina, New Jersey—Director del Programa de Educación Sexual

*   *   *

"Cualquier individuo de cierta educación que tenga interés en su salud, y aquellos que desean incrementar sus conocimientos sobre el amor, la vida, el sexo, la compasión, y las relaciones humanas, encontrarán esta obra de inmensa utilidad. Los profesionales también podrán beneficiarse de la vasta experiencia y profunda sabiduría del autor."

"¡Este trabajo me hace desear con todo el corazón que el Dr. Chapunoff fuera mi propio médico!"

—Dr. ARNOLD A. LAZARUS
Distinguido Profesor Emérito de Psicología, Universidad Rutgers, New Jersey

*   *   *

"Un cardiólogo original ofrece una guía extraordinaria para todos los que se preocupan sobre la calidad de vida después de ser diagnosticado con enfermedad cardiaca. Un sentido del humor provocativo permite una lectura divertida."

"Nunca he visto una obra más integrada e inspirada sobre las conexiones de la salud, la intimidad y la felicidad. ¡Este libro es una auténtica celebración del espíritu de lucha y el anhelo de subsistir de los seres humanos!"

—Dr. SCOTT E. BORRELLI
Psicólogo. Profesor, La Universidad de Maryland. División Europea
Director de Servicios de Consultas Psicológicas. La Universidad Americana Internacional de Londres

Editor Jefe del *European Journal. El EMDR Practitioner (www.emdr-practitioner.net)*

*   *   *

"El extraordinario libro del Dr. Chapunoff sobre el corazón y el sexo, hace mucho tiempo que se necesita. Es como un regalo divino para los 63 millones de norteamericanos que padecen de enfermedad cardiovascular."

"Escrito con un estilo fácil de entender, anécdotas incisivas, certeros consejos médicos y un excelente índice, este trabajo merece ser ampliamente leído y recomendado."

—Dr. ALINE ZOLDBROD
Psicóloga-Terapista Sexual, Boston, Massachussets
Autora de *SEX SMART* (Premiada por *ForeWord Magazine*)

*   *   *

"*Contestando sus Preguntas Sobre Padecimientos Cardiacos y el Sexo* es una lectura interesante y divertida que despliega abundante humor y anécdotas notables. Y tiene que ser una lectura mejor y más importante para un paciente cardiaco que la revista de la semana pasada *Better Homes and Gardens* que le ofrece la habitación de un hospital. Olvídese del regalito de un ramo de flores para desear mejoría. En su lugar, bríndele a su convaleciente la oportunidad de una vida sexual por U$S 15.95."

—JOHN HUETTER
Crítico, Boca Ratón News, Boca Ratón, Florida

* * *

"Este libro es pródigo en anécdotas divertidas y explicaciones complejas, y tiene valor para cualquiera que posea deseo sexual y un corazón que palpite."

—JACQUELINE SOUSA
Editora, *Coral Gables Living Magazine*
Presidente, Metropical Media Corp., Coral Gables, Florida

* * *

"El Dr. Eduardo Chapunoff es uno de esos raros científicos que ha enfocado una materia preocupante por siglos, estrangulada por prejuicios, universalmente evitada como es el sexo con sus ramificaciones para los pacientes cardiacos (aproximadamente 63 millones, solamente en Estados Unidos). Su libro ofrece un bálsamo de simple claridad, compasión y una guía de consejos que tiene una solidez de roca."

"Hay razones que explican la alta reputación del Dr. Chapunoff . . . su habilidad, su forma de escribir y guiar, son totalmente accesibles, amables, y sabias."

—BERNIE AHEARD
Comentarista de Radio
Director del Programa "El Mundo del Hombre" (A Man's World)
Detroit, Michigan

* * *

"Me agradó la lectura de este libro. Es un trabajo informativo, sin intenciones dogmáticas, directo en su sinceridad, y no tan técnico como para que no pudiera entenderlo. Al discutir la materia sexual sin vueltas innecesarias, el lector no tiene razón para sentirse inhibido o avergonzado. El humor generosamente contribuye a este proceso."

—NANCY GAIL
B.C. Books, Georgia

*   *   *

"Estimulante, honesto, con estilo directo y conversacional. El Dr. Chapunoff es un maestro en el arte de atraer a sus lectores presentando información relevante y actualizada."

—NORM GOLDMAN
Editor y Director de Books for Pleasure, Montreal, Canadá

DEDICACIÓN

Este libro está dedicado al Centro Médico Mount Sinai de Miami Beach y a su Director Ejecutivo Steven Sonenreich cuyo brillante liderazgo ha representado una gran inspiración.

Hace años, cuando yo tenía mi práctica médica privada en Miami Beach, y por un período de veinticinco años pertenecí al cuerpo médico de la institución. Tuve la oportunidad de tratar numerosos pacientes en estado crítico y fui otorgado el privilegio del apoyo incondicional del personal administrativo del Mount Sinai y de distinguidos colegas y consultantes. Fue una experiencia inolvidable y de un enorme valor espiritual y profesional.

La humanidad de Steven y su talento administrativo resultaron en un centro médico que está considerado entre los mejores del mundo.

Muchos años han transcurrido desde mi afortunada asociación con el Hospital Mount Sinai, pero su actitud hacia mí, siempre constructiva y de gran cooperación, y su probada excelencia en el campo de la salud, dejaron una marca indeleble en mí y una profunda gratitud que vivirá conmigo por el resto de mi vida . . . y más allá.

AGRADECIMIENTOS

Deseo expresar mi profundo reconocimiento a mi esposa María Cristina por su abnegación, amor, y el regalo de su existencia.

Extiendo mi gratitud a los Doctores Robert T. Marema y Carlos Carrasquilla por la contribución de sus expertas opiniones sobre la obesidad mórbida y su tratamiento quirúrgico, y a la Sra. Ileana Muñiz, cuyo coraje y humanidad nos permitió relatar su experiencia personal en el capítulo 14 de esta publicación.

LISTA DE ILUSTRACIONES

1- Partes importantes del corazón
2- La circulación arterial
3- La circulación venosa drena su sangre en el lado derecho del corazón
4- El sistema eléctrico del corazón
5- Las arterias coronarias
6- Sobrecarga de líquido en la circulación en la obesidad mórbida
7- Grosor normal de la paredes del corazón
8- Ventrículo izquierdo con paredes engrosadas (hipertrofia ventricular izquierda)
9- Ventrículo izquierdo dilatado y debilitado
10- Infiltración adiposa (grasa) del miocardio (músculo cardiaco)
11- Ritmo cardiaco normal
12- Fibrilación auricular
13- Taquicardia ventricular
14- Fibrilación ventricular
15- Paro cardiaco (asistolia)
16- **A-** Intervalo QT normal
    B- Intervalo QT prolongado
17- Infarto de miocardio
18- **A-** Placa aterosclerótica dura
    B- Placa aterosclerótica blanda con fisura y formación de coágulo
19- Infarto cerebral
20- Bloqueo de la arteria carótida
21- Hemorragia cerebral
22- **A-** Aorta abdominal normal
    B- Aneurisma de la aorta abdominal
23- Estenosis (bloqueo) de la arteria renal
24- Obstrucción de la arteria ilíaca
    A- Placa
    B- Coágulo

25- A- Vena normal
      B- Coágulo venoso (trombo)
      C- Propagación del coágulo
26- Estómago normal
27- Gastroplastia de Banda Vertical
28- Banda Gástrica Ajustable
29- Gastrectomía de Manga
30- Roux-en-Y
31- Un paciente: "Antes" y "Después"

PREFACIO

Existen distintas razones que generan la chispita misteriosa que lleva a escribir un libro.

Lo que sucedió esta vez fue la observación personal de pacientes marcadamente obesos disfrutando los resultados de su cirugía correctiva y otros sufriendo de gran sobrepeso, desesperados por sacudir la aguja recalcitrante de una obstinada balanza.

Es fácil para los médicos instruir a sus pacientes obesos sobre dietas rigurosas y la necesidad de practicar ejercicios regulares, pero no es tan simple para los enfermos cumplir estas encomiables recomendaciones. No todos tienen la capacidad o la fuerza de voluntad para concretarlas.

Algunos se adhieren a las bajas calorías, pero debido a limitaciones físicas, psicológicas, o simplemente aburrimiento, no caminan lo suficiente o participan de otro tipo de actividad física. Hay quienes se mueven más y toleran el esfuerzo, pero no pueden controlar o resistir las tentaciones gastronómicas.

Infortunadamente, el reducir la consumición de alimentos y caminar un poquito más dos o tres veces a la semana, no es el método que brinda buenos resultados.

Cuando una persona llega a pesar más de 100 libras en exceso (45,3 kg), la normalización del peso se convierte en un enorme desafío.

La fórmula del éxito—y por éxito me refiero al logro y preservación del peso correcto—contiene un elemento esencial: la "modificación radical de la conducta".

O sea, debemos estar claro en lo siguiente: Cualquier método que el paciente seleccione, conservador (o médico), o invasivo (o quirúrgico), para alcanzar y mantener resultados satisfactorios a largo plazo, su conducta debe cambiar, ser diferente.

Ahora bien, tener una conducta diferente no es suficiente. Debe ser una conducta mejor. Y no dudo en llamarla revolucionaria. Modificaciones tenues o casuales serán inútiles.

El compromiso de una persona para lograr la corrección de la obesidad mórbida debe ser decisivo, consistente, y permanente.

Las causas de la obesidad mórbida varían de persona a persona: genes, medio ambiente, conducta, insuficiente activad física, enfermedades, trastornos psicológicos, ciertos medicamentos y otros factores, pueden contribuir a pesos anormales. Las consecuencias médicas y los riesgos no son similares en todos los afectados. Algunos son más vulnerables.

Esto significa que el enfoque terapéutico no es siempre el mismo. Dieta y ejercicio pueden corregir la obesidad mórbida en pocos casos. Otros requieren cirugía.

Lamentablemente, hay enfermos que no pueden o quieren adherirse al primer enfoque, y debido a disturbios médicos, psicológicos, psiquiátricos, o económicos, no califican para el segundo.

Este libro recalca la importante contribución de la obesidad mórbida a una larga lista de enfermedades, con énfasis en el sistema cardiovascular.

Si en algún momento usted cree que está perdiendo su tiempo familiarizándose con conceptos técnicos médicos, revierta esa opinión inmediatamente. Ese conocimiento le hará captar la inmensidad del problema que lo afecta y la importancia de corregirlo.

Entre muchos otros asuntos, discutiré problemas de los seguros de salud. Espero que algo positivo resulte de la crítica de ciertas corporaciones que dificultan, entorpecen, bloquean, o imposibilitan el tratamiento urgente y efectivo de la obesidad mórbida. Esta actitud tiene su precio. Hay casos que requieren intervención quirúrgica urgente, y el no llevarla a cabo a tiempo puede causar incapacidad o muerte.

Deseo aclarar un punto: Este libro no endorsa la cirugía de obesidad para cada individuo que pesa 100 libras (45,45 kg) o más en exceso.

Por un número de razones que usted leerá en el curso de este trabajo, el tratamiento quirúrgico de la obesidad mórbida está reservado para aquellos que califican. Al mismo tiempo, categóricamente sugiero que cuando está bien claro que el paciente podría sufrir un desenlace trágico a menos que se someta a la cirugía bariátrica, ésta debe ser autorizada por la compañía de seguros sin demoras burocráticas y limitaciones impuestas por ejecutivos quienes están mas interesados en sus ganancias que en el bienestar y la sobrevivencia de sus clientes.

Al final de esta obra indico como obtener la lista de los Centros de Excelencia de cirugía bariátrica de los Estados Unidos y describo la participación de la American Society for the Metabolic and Bariatric Surgery (ASMBS) y la Surgical Review Corporation (SRC).

Gracias a estas distinguidas organizaciones y la guía que proveen a pacientes, profesionales del campo de la salud y compañías de seguros de salud, muchos pacientes salvan sus vidas y retornan a una vida productiva, muchas enfermedades son superadas, y se evitan daños irreparables. La categoría de Centros de Excelencia es reservada para aquellos que lograron resultados de cirugía de obesidad superiores. Ello implica duros esfuerzos, talento, y dedicación. De esta manera, usted, el paciente, puede identificar los mejores profesionales de la especialidad en Estados Unidos. Eventualmente, la SRC piensa lograr la identificación de Centros de Excelencia en otros países

Albergo un gran deseo, y usted puede catalogarlo como una ambición, si así lo desea: Si una sola persona que sufre de obesidad mórbida llega a ser más saludable, feliz, y salva su vida por haber leído este libro, considero que su publicación está completamente justificada.

Eduardo Chapunoff—Miami, 2010

EL ENFOQUE DE LA OBESIDAD MÓRBIDA: REALISMO, ESPERANZA, Y DETERMINACIÓN

Algunos sueños se transforman en realidad. El tratamiento exitoso de la obesidad mórbida es uno de ellos.

La vida es hermosa, pero como usted bien lo sabe, no es siempre fácil.

Todos quisiéramos disfrutar de una existencia saludable y feliz, sin traumas o estrés. Algunas veces, sin embargo, complicaciones interceptan el logro de anhelados proyectos. La obesidad mórbida es un ejemplo.

Y no se trata solamente de las numerosas enfermedades asociadas con la obesidad, las que transforman esta condición en una entidad extremadamente preocupante, sino los daños psicológicos, las limitaciones personales y sociales, la discriminación y estigmatización que causa, además de su contribución a padecimientos físicos y emocionales que afectan negativamente a la función sexual.

Personas que sufren de obesidad mórbida son a veces percibidos como débiles de carácter, indulgentes, de apariencia física horrible, extraños personajes. Incluso algunos profesionales, médicos, enfermeras, estudiantes de medicina y enfermería, psicoterapeutas, reprimen (o no) prejuicios hacia individuos obesos.

Esta deplorable conducta es responsable por depresión, aislamiento social y abuso de drogas. Adultos han llegado a declarar que preferirían no tener manos, ser ciegos, sordos, o tener graves deformidades faciales antes de padecer de obesidad mórbida.

Estudiantes universitarios han manifestado que desearían ser ladrones o adictos a la cocaína en lugar de sufrir de exagerada gordura.

No todas las personas obesas fácilmente aceptan su condición. Una vez examiné a una señorita de 34 años que llevaba 120 libras de peso excesivo (54.5 kg) y sostuvimos este diálogo:

Dr. Chapunoff (Dr. C.): "Alicia, hice unos cálculos y concluí que usted tiene un exceso de peso de 120 libras (54.5 kg). ¿Le agradaría corregir el problema?"

Alicia (A): "¿De qué exceso de peso está usted hablando, Dr. Chapunoff?"

Dr. C: "Me refiero al suyo . . ."

A: "Yo no pienso que tengo un exceso de peso, y ciertamente, no me considero "obesa" ¿Por qué me llama "obesa"?

Dr.C.: "Con todo respeto . . . médicamente, la obesidad mórbida existe cuando una persona tiene 100 o más libras (45.45 kg) de peso excesivo."

A: "Usted puede decir y calcular todo lo que quiera, pero yo no me considero obesa para nada. Le diré más: ¡A mí no me agrada el aspecto físico que usted tiene!"

Dr. C: "¡Oh, ya veo! . . . ¿Podría decirme lo que no le agrada de mi aspecto personal?"

A: "¡Claro que sí! Lo veo demasiado delgado. ¡Usted necesita comer una enorme pizza!"

Dr.C: "¡No me diga!"

A: "¡Sí le digo! ¿Y cómo piensa solucionar ese problema, doctor?"

Dr. C.: "Sinceramente, no pienso que tengo un problema. Soy delgado, mi peso es normal. A propósito, Alicia, quiero hacerle una confesión: ¡A mí me encanta la pizza!"

A: "¡A mí también, doctor Chapunoff! . . ." (Comienza a llorar)

Dr.C.: "Alicia, permítame recordarle: En ningún momento yo dije que su aspecto físico no es agradable. El punto que quiero expresar es médico, no cosmético. La obesidad mórbida está asociada con enfermedades cardiovasculares, diabetes, hipertensión, elevados niveles de colesterol, cáncer, y una larga lista de complicaciones."

A: "No estoy convencida. Algunos de mis parientes son gente grande, bien gorda quiero decir, y tienen la fortaleza de un toro".

Dr.C: "Quizá usted necesite más información sobre esta condición y el daño potencial que puede ocasionar. Alicia, quisiera hacerle una pregunta: Si usted no llama un exceso de peso corporal de 120 libras (45.45 kg) obesidad, ¿Cómo definiría o describiría su situación?"

A: "Bien . . . Yo diría que tengo "un marco corporal algo robustito."

Dr. C: "Alicia, si me permite, le haré una sugerencia: Piense en mis comentarios y recomendaciones. Si cambia de opinión, contácteme y hablaremos nuevamente."

A: "De acuerdo, doctor, así lo haré. Le prometo, pensaré en todo lo que me dijo."

Dr. C: "¡Magnífico! Y ahora, a disfrutar de un día maravilloso."

¿Fue la reacción de esta paciente la negación de su problema, su herido orgullo, la distorsión de su imagen física, o algo más?

Cada persona tiene su propio problema, explicación, y justificación.

Ingresé al hospital un hombre de 42 años que pesaba 400 libras (181,81 kg) en condición crítica. Tenía un "embolismo pulmonar agudo", o sea, coágulos en los pulmones procedentes de las venas de las piernas. La obesidad predispone a esta condición. Durante su recuperación, le pregunté qué lo había llevado a ganar tanto peso, y me dijo:

"El comer es lo único sobre lo que tengo control en mi vida. Todo lo demás ha sido negativo e incontrolable: Mi esposa me divorció, los amigos me han desertado, mi base económica se desintegró . . ."

Por otra parte, hay enfermos obesos con actitud positiva y sin aparentes conflictos psicológicos, como una mujer con 100 libras (45.45 kg) de peso excesivo. Dijo:

"Yo no sufro problemas emocionales, me cuido bastante en mi dieta, y practico ejercicios regularmente y por lo menos 6 veces a la semana". (Su físico demostraba un desarrollo muscular impresionante). Mi problema es mi historial familiar: mi madre, hermanas, tías, mi padre, numerosos parientes cercanos, son todos muy obesos."

Sus genes, evidentemente, ejercían una gran influencia.

UNA ENFERMEDAD LLAMADA "OBESIDAD"

La obesidad es una enfermedad crónica y seria. Resulta de una interacción de factores psicológicos-emocionales, ambientales y genéticos. Su mecanismo es un desbalance entre la energía consumida y la energía liberada.

FACTORES QUE CONTRIBUYEN A LA OBESIDAD

Edad avanzada y enfermedades debilitantes limitan la actividad física y predisponen a la obesidad.

Raza. En EE.UU. la obesidad ocurre preferentemente en ciertas poblaciones minoritarias tales como los afro-americanos, hispanos-americanos, y los indios norteamericanos, comparados con las personas de raza blanca. Las de origen asiático tienen una incidencia relativamente baja de obesidad. El 66% de las mujeres negras, el 66% de las mujeres de origen mejicano y el 49% de las mujeres blancas tienen sobrepeso.

El sexo. Las mujeres negras en Estados Unidos, tienen la más alta incidencia de sobrepeso (78%), y obesidad (50.8%). (*)

Entre los hombres, los mejicanos-americanos tienen la más alta incidencia de sobrepeso (74.4%) y obesidad (29.4%). (*)

(*) Una persona tiene sobrepeso cuando su IMC (Índice de Masa Corporal) es igual o más alto de 25 y obesidad cuando el IBM es igual o más alto de 30.

Obesidad mórbida significa un IMC igual o más alto de 40.

El IMC es una fórmula que calcula el peso de una persona en relación con su altura.

Situación económica y social. El peso excesivo afecta los hombres y mujeres afro-americanos de todos los niveles económicos y sociales, pero las mujeres de pocos recursos son las que tienen más sobrepeso.

Independientemente de la raza, las mujeres pobres tienen una incidencia dramática de obesidad.

En todas las edades, la incidencia de obesidad en los hombres es ligeramente mayor en los que lograron superar la pobreza comparados con los que permanecen pobres.

La gran tendencia en la dieta norteamericana es consumir más calorías, más dulces, y más grasa. Las razones son sobre todo, económicas.

Alimentos de densa energía, (se definen así los ricos en azúcar y grasa), son los más baratos. El Dr. Adam Drewnowski, director del programa de ciencias nutricionales de la Escuela de Salud Pública y Servicios Comunitarios del Estado de Washington, declaró que *"a medida que las carnes bajas en grasa, el pescado, y los productos frescos saludables tengan alto costo, la obesidad continuará siendo un problema para el trabajador humilde."*

Muchas recomendaciones se ofrecen en dietas que los pobres no tienen la posibilidad de alcanzar.

El Dr. Drewnowski añade: "La obesidad afecta más a la clase pobre, pero los remedios propuestos son de clase media."

Genes. Son importantes. Niños adoptados evolucionan con pesos semejantes al de sus padres biológicos. Las mujeres afro-americanas, con ingresos económicos y educación similar tienen doble tendencia a ser más obesas que las mujeres de extracción europea-americana.

Los indios Pima poseen un componente genético de obesidad muy notable y están entre las personas más obesas del mundo. Algunos pesan más de 500 libras (227 kg).

La industria alimenticia. Las dietas en distintos países están estructuradas por corporaciones industriales que consideran sus ganancias (no la salud pública), su objetivo primordial. Constantemente manipulan la propaganda y la información para que aumente la demanda y la venta de los alimentos que producen.

La cantidad de calorías suministradas por bebidas y la industria alimenticia ha aumentado gradualmente en las últimas décadas. En Estados Unidos, la grasa y el azúcar representan más de la mitad de la energía total consumida. Muchos otros países están siguiendo el mismo camino.

La globalización ha afectado mucho la forma en que la gente consume alimentos. Grandes corporaciones alimenticias se han consolidado y transformado en gigantes organizaciones que controlan los mercados. Las porciones son de mayor tamaño y menor costo, lo que significa aumento en las ventas.

Vea este ejemplo: el pollo. En Estados Unidos su consumo ha aumentado más que el 1.000 % in los últimos 50 años. Estos son genéticamente manipulados para alcanzar el mercado en 40 días. **Esto no es hecho en forma natural sino por manipulación química de la alimentación a los animales, hormonas, y antibióticos.**

La producción masiva de alimentos insalubres necesita regulación internacional.

Restricciones son necesarias. En ciertos lugares, tales como las escuelas, muchos productos deberían ser prohibidos.

El público enfrenta dos asuntos esenciales con respecto a la consumisión de alimentos:

- Conducta corporativa: ejercen influencias nocivas haciendo propaganda de productos insalubres que contienen información incompleta o malintencionada
- No se suministra información suficiente sobre alimentos saludables

Alcohol. El alcohol tiene 7 calorías por gramo. Estas calorías son "vacías" a causa de que el alcohol no contiene elementos nutritivos, tales como las vitaminas y los minerales.

Una lata de cerveza de 12 onzas contiene alrededor de 150 calorías. Bebidas gaseosas azucaradas y jugos de fruta aumentan las calorías cuando se mezclan con tragos alcohólicos en los cocktails.

Cervezas, vinos, y licores contienen cantidades diferentes de alcohol. Una cerveza de 12 onzas (390,42 ml), un vaso de vino de 5 onzas (142,05 ml), y 1½ onza de whiskey o cognac (63,91 ml), tienen aproximadamente el mismo contenido alcohólico.

Nota: una onza (oz) líquida = 28.41 ml

Los vinos blancos tienen un 12% de alcohol y los tintos 14%.

El alcohol provee calorías, pero también estimula el apetito, particularmente en el ámbito social.

Cultural. La obesidad, siempre ha sido una preocupación mayor en occidente que en otras civilizaciones.

Existen estereotipos de la atracción y para muchos son de gran importancia social. Hay personas que tienen mucha dificultad para oponerse a la moda. Los esfuerzos para adaptarse a una nueva sociedad pueden ser extraordinarios.

Conclusión: desórdenes del apetito pueden estar vinculados a patrones impuestos por la sociedad. La gente joven es más vulnerable. Los muchachos y las chicas ceden a las presiones sociales de manera muy semejante.

Cuando una sociedad clasifica al sobrepeso como aceptable, muchos controlan la ansiedad comiendo en exceso. Adolescentes que consideran la delgadez popular entre sus amigos y relaciones, son candidatos a sufrir de anorexia. Recurren a medidas extremas como el vómito y medicinas peligrosas. Si sus métodos no dan resultado, la presión que ejerce su grupo social se torna intolerable.

El ambiente social norteamericano facilita y predispone a la gente a comer. Adonde usted se dirija, siempre encontrará alimento. Los malos hábitos son contagiosos. Ver a otra persona disfrutando de una comida es una tentación difícil de resistir.

Hace unos años fui invitado a un "asado". Los concurrentes eran todos argentinos. Yo fui criado en la Argentina, los churrascos y alguna morcilla siempre me estimularon el paladar. Pero, claro está, mi profesión de cardiólogo hizo que cambiara mis hábitos alimenticios y redujera la consumición de carne vacuna.

Cada invitado debía llevar su propia comida. El fuego estaba a punto y cada uno desataba los piolines de los paquetes que había traído y arrojaba con buena puntería a la parrilla bifes de chorizo y otras amenidades carnívoras.

Yo quise ser diferente. Debía ser diferente. Yo era el especialista en colesterol, el tipo que sabía lo que estaba haciendo. Llevé un filete de salmón y lo ubiqué en un ángulo de la parrilla. Había una docena de invitados, todos pegaditos al asador. Mostré mi salmón como si fuera un trofeo. ¡Qué orgulloso estaba! El olor de la carne me embriagó. Me sentí como se debió sentir Ulises cuando lo ataron al poste de su barco para no ceder a la tentación del canto de las sirenas. Comencé a salivar profusamente. Ofrecí en voz alta un trueque de salmón por un pedazo de carne.

Nadie aceptaba el sacrificio de cambiar su carne por el pescado. Finalmente, uno de los invitados se compadeció de mí, y tiró una buena porción de asado en mi plato. Lo comí con voracidad.

Somos humanos, tenemos debilidades, y cometemos errores. Una indiscreción esporádica no tiene gran importancia, pero desviaciones repetidas de su programa nutricional causarán problemas.

La cesación de fumar. No todas las personas que dejan de fumar ganan peso. Los que sí lo hacen, ganan un promedio de 6 libras (2.27 kg) a 8 libras (3.63 kg).

Aproximadamente el 10% de los fumadores que detuvieron el vicio ganan 30 libras (17.2 kg) y aún más.

El dejar de fumar aumenta el apetito y la persona consume más entremeses y alcohol. Una dieta apropiada, ejercicio y disciplina, solucionan el problema.

Inactividad prolongada. Atendí a un paciente que había fracturado sus miembros inferiores en un terrible accidente que lo postró en cama, imposibilitado para caminar, durante once años. Tuvo múltiples cirugías de las piernas y muslos. Su peso alcanzó las 700 libras (318 kg). Me llamó la atención el hecho que su enorme obesidad no impidió que una mujer atractiva (y de peso normal) se enamorara de él. La relación continuaba después de diez años de convivencia.

Religión. Un estudio del año 1998 (Ferraro) observó que, en EE.UU. en los lugares en donde existen más afiliaciones religiosas, hay más obesos.

Aunque el 1% o menos de religiosos judíos, musulmanes, hindúes, budistas, u otras denominaciones no cristianas califican como obesos, el número de gente obesa aumenta entre los cristianos de distintas denominaciones (17-27%). Se sospecha que hay dos razones que explican este fenómeno:

- Las religiones no-cristianas tienen algunas restricciones dietéticas.
- Los sermones cristianos culminan con reuniones en la Iglesia con café, tortas, y sandwiches, picnics, colección de fondos para donaciones en desayunos donde se sirven panqueques, además de las reuniones sociales de los domingos.

Embarazo. La obesidad es una de las causas más frecuentes de complicaciones de la gestación. La madre es considerada obesa si, al comienzo de su embarazo, su ICM es de 25 o más.

Varios factores influencian el aumento de peso durante este proceso:

- El peso de la madre al comienzo del embarazo
- Factores genéticos
- Excesiva consumición de calorías durante el embarazo
- Actividad física reducida
- El peso del feto
- El tamaño de la placenta
- La cantidad de líquido amniótico
- La retención de fluido por la madre

Una mujer embarazada obesa tiene riesgo más alto de contraer hipertensión y diabetes.

Menopausia. Mujeres post-menopaúsicas tienen predisposición a aumentar su peso. La disminución de estrógenos, característica de este período, unida a una deficiente actividad física, son las causas responsables.

La obesidad pos-menopaúsica se acompaña de una mayor incidencia de hipertensión, diabetes, aterosclerosis de las arterias coronarias, las cuales aumentan la tasa de mortalidad. La pérdida de peso puede evitar o reducir la incidencia de estas complicaciones.

Hábitos alimenticios. Se establecen en gran medida en la infancia. Cantidades colosales de salchichas, papas fritas, hamburguesas, tortas, helados, son consumidas sin restricciones.

La educación para seleccionar alimentos saludables debe comenzar en la infancia. Una vez que el paladar se envicia con los gustos deliciosos de productos nocivos, es difícil abandonarlos.

Desórdenes hormonales. Ejemplos:

- Hipotiroidismo (deficiente producción de hormona tiroidea)
- Disfunción hipotalámica (el hipotálamo es una estructura vital del cerebro que regula la temperatura corporal y tiene otras funciones de gran importancia)
- Desórdenes de las glándulas adrenales que producen exceso de cortisona
- Un tumor pancreático llamado "insulinoma" que arroja aumentadas cantidades de insulina en la sangre, causando hipoglucemia y aumento del apetito

Historia de diabetes durante la gestación (embarazo).

Contraceptivos orales. En general, las mujeres que toman estas píldoras no aumentan su peso. Se ha reportado que hasta el 10% de las mujeres que se medican con contraceptivos orales aumentan de peso al comienzo de la terapia. Esto puede deberse a retención de líquido o aumento del apetito y puede controlarse mejor usando píldoras que contengan dosis muy pequeñas de estrógenos (Alesse, Levlite, Loestrin-Fe, Mircette).

Medicamentos
Contraceptivos (drogas orales para prevenir el embarazo)

Drogas para el tratamiento del SIDA
Anticonvulsivantes (medicinas para evitar convulsiones)
Insulina
Esteroides (derivados de la cortisona)
Agentes orales antidiabéticos

Antidepresivos. El Elavil y el Sinequan tienen tendencia a aumentar el peso. Y también lo hacen otros antidepresivos como el Paxil, Effexor, Zoloft, Celexa, Cymbalta, y Lexapro.

Buspar ha sido asociado con pérdida de peso.

Muchos pacientes interrumpen la terapia antidepresiva prematuramente por el aumento del apetito y el peso, lo cual provoca un relapso de la depresión. El enfermo entabla una lucha por reducir su depresión y ganar peso, o mantener un peso adecuado evitando el tratamiento con antidepresivos.

Alimentación por sonda. Hay enfermedades que no le permiten al paciente alimentarse por la boca. En esos casos la nutrición se efectúa por un tubo que llega al estómago a través de la piel abdominal que lo cubre.

Una excesiva cantidad de calorías asociada con la común falta de actividad física de estos pacientes complotan para transformarlos en obesos.

Síndrome de ovario poliquístico. Hay aumento de andrógenos en la sangre e irregularidades menstruales, excesivo crecimiento de pelo en distintas partes del cuerpo (hirsutismo), acné, y pérdida de cabello.

Prolactinoma. Es un tumor de la glándula pituitaria que se asocia con obesidad.

. . . y otros procesos que no mencionaremos aquí.

OBESIDAD DEFINIDA COMO ENFERMEDAD

Los peligros de la obesidad fueron reconocidos hace más de 2.000 años por Hipócrates, quien es reconocido como el Padre de la Medicina. Murió en el año 361 a.de C., a la edad de 99 años. Algunos de los aforismos de este gran médico griego han persistido. Uno de ellos fue:

"Las personas obesas están mas expuestas a la muerte súbita que las delgadas."

Le ha llevado a la ciencia médica más de 22 siglos demostrar la veracidad de esta observación.

La obesidad no fue categorizada como enfermedad hasta 1985 cuando los National Institutes of Health de Estados Unidos sostuvieron una conferencia sobre las implicaciones de la obesidad en la salud. Fue un evento histórico. **Una comisión de expertos definió a la obesidad como una enfermedad crónica y seria** asociada con un número considerable de otras enfermedades, tales como la hipertensión, diabetes, altos niveles de colesterol y triglicéridos, apnea obstructiva, infartos de miocardio, y muchas otras dolencias que aumentan las fatalidades.

Obesos de ambos sexos tienden a morirse antes que las personas delgadas. Esto es más notable en los jóvenes. Un estudio del Veterans Administration de 200 hombres obesos mórbidos, edad entre 23 y 70 años, con un peso promedio de 316 libras (143 kg) mostró un índice de mortalidad aumentado 12 veces entre los 25 y 34 años y 6 veces en el grupo de edad 35 a 44 años.

Otro estudio que observó varios cientos de miles de hombres y mujeres mostró que aquellos que tenían un 50% promedio de peso corporal excesivo duplicaron la incidencia de mortalidad. Los hombres que también padecían de diabetes aumentaron la mortalidad 5 veces más, y las mujeres diabéticas 7 veces más.

Si usted desea ver ejemplos de obituarios prematuros debido a obesidad mórbida, lea el libro de récords Guinness. Ninguno de los individuos que batieron récords de obesidad sobrevivió los cuarenta años.

También se ha observado que sólo el 20% de aumento del peso corporal representa una amenaza para la salud. Ahora bien, cuando el peso se reduce aunque más no sea un 10 %, hay una influencia positiva en la salud.

Los asuntos económicos que enfrenta la obesidad son complejos y no tienen soluciones fáciles. El presupuesto de Estados Unidos para la salud es de 190 billones de dólares anuales. Recientemente, se ha estimado que el costo de la obesidad en este país alcanzaría la suma de 117 billones.

El costo de la obesidad por pérdida de productividad es aproximadamente de 4 billones anualmente.

UNA EPIDEMIA DE OBESIDAD

Aproximadamente 127 millones de adultos norteamericanos tienen sobrepeso. 9 millones de ellos sufren de obesidad mórbida. Esta condición existe cuando una persona tiene 100 o más libras (45,45 kg) de peso en exceso.

Un individuo es considerado a tener sobrepeso cuando el IMC es más grande o igual a 25 y obeso cuando el IMC es más grande o igual a 30. Obesidad mórbida equivale a un IMC de 40 o más.

En Estados Unidos, hay más mujeres obesas que hombres pero hay más hombres que mujeres que tienen sobrepeso.

Canadá y la mayor parte de Europa comparten la tendencia al incremento de la obesidad. En Europa, en la década pasada se observó un aumento de 10-20% de obesidad en hombres, y de 10-25% en las mujeres. Gran Bretaña mostró las peores estadísticas.

En Japón, la incidencia de obesidad se duplicó en los últimos 20 años en los hombres y casi se duplicó en mujeres jóvenes, entre los 20 y 29 años de edad. En China, la obesidad prevalece en las zonas rurales y particularmente en mujeres.

Países asiáticos en desarrollo, tanto como algunos del Medio Oriente (Arabia Saudita, Egipto, Jordan, Lebanon), y algunos países de America Central y del Sur también están desplegando un aumento de la frecuencia de la obesidad.

Existen por lo menos 250 millones de obesos en el mundo, más o menos el 7% de la población mundial.

En Estados Unidos, la obesidad es responsable por la muerte de aproximadamente 400.000 personas al año.

La obesidad extrema (IMC > 40) actualmente representa 4.7% de la población.

La tendencia actual en Estados Unidos es hacia un aumento de peso de una libra por año después de la edad de 25. Desde que la masa muscular y ósea disminuye con la edad, el tejido adiposo aumenta 1½ libra (.72 kg) por año. Por lo tanto, a la edad de 55, el promedio Americano ha añadido 37 libras de grasa durante su edad adulta.

En las últimas décadas las porciones de alimentos de alta densidad (muy ricos en calorías) han aumentado considerablemente. Hace 40 años una soda contenía 8 oz. En la actualidad, su tamaño es de 32 oz. Una hamburguesa doble con queso, combinada con una coca-cola y papas fritas, le suministran suficientes calorías como para que usted pueda sobrevivir todo un invierno en calzoncillos en el Polo Norte (¡y sin titiritar! . . .)

El 14% de los niños y adolescentes en Estados Unidos son obesos. El número de niños que tienen sobrepeso en este país se ha duplicado en las últimas tres décadas.

Alimentos de mala composición y calidad, largas horas sentados delante del aparato de televisión, el Internet y los juegos de computadoras son grandes responsables por estos resultados.

En EE.UU., solamente el 22% de los adultos y el 25% de los adolescentes practican ejercicios de manera regular.

EL PRECIO DE LA TECNOLOGÍA AVANZADA

La obesidad, naturalmente, no es un descubrimiento reciente. Es tan antigua como los seres humanos. Lo que sí ha cambiado a través de los siglos es su prevalencia y distribución geográfica.

Los avances tecnológicos han promovido la obesidad al disminuir el gasto de energía de las personas. Máquinas han reemplazado a músculos, grúas han sustituido a brazos y piernas, automóviles y otros medios de transporte han reducido el ejercicio de caminar.

El recoger medicinas de una farmacia o camisas de una tintorería, las comidas rápidas, o el efectuar alguna transacción bancaria, implica el menor esfuerzo físico concebible. Éste consiste en la utilización de un dedo, generalmente el segundo o el tercero, (aunque también pudiera ser el menique o la punta de una uña), para apretar la palanquita que acciona el descenso de la ventana del auto.

Treinta por ciento de los pacientes obesos sufren de desórdenes alimenticios: buscan alimentos a todas horas, nunca están satisfechos, se purgan o tienen impulsos incontenibles para devorarlos.

La ansiedad y las disfunciones obsesivas-compulsivas ejercen un papel fundamental en la provocación y el mantenimiento de la obesidad. La depresión juega un papel parecido, sobre todo si se acompaña de baja estima propia o ideas auto-destructivas.

La marcada reducción de la actividad física, característica de los estados depresivos, empeora la situación.

LA BALANZA DICE LA VERDAD: ¿QUÉ DEBE HACERSE A CONTINUACIÓN?

La corrección de la obesidad requiere motivación, método, concentración, disciplina, y perseverancia. Estas condiciones son las mismas que se requieren para triunfar en cualquier actividad humana.

Los enfoques superficiales son inútiles.

Una actitud positiva es de gran valor. Sentimientos de frustración y decepción causan agobio. No permita que lo intimiden. Trate esta fórmula: ¡**En lugar de odiar el problema, ame el desafío!**

¿Se avecinan tiempos difíciles? Seguro. Pero en lugar de decir: *"Oh, Dios mío, ¿cómo haré para solucionar tantos problemas?"*, diga: *"Estoy resolviendo, y terminaré resolviendo mis conflictos, uno por uno. Acérquense, pequeños bastardos, y tiren hacia mí el guante del desafío, que yo los superaré con mi ánimo positivo, mi fe, mi propósito de triunfar, y mi gran reserva de optimismo."*

DIETA Y EJERCICIO VERSUS CIRUGÍA DE OBESIDAD, TAMBIÉN LLAMADA CIRUGÍA BARIÁTRICA

Expertos están de acuerdo en que la obesidad debe tratarse por medios dietéticos, ejercicios, y en algunos casos muy selectivos, ciertas medicinas. **Infortunadamente, la mayoría de los programas médicos para inducir pérdida de peso son inefectivos.**

Los mejores de estos tratamientos logran una reducción del 10% del peso corporal. Los pacientes vuelven a ganar las 2/3 partes de esa pérdida dentro de un año, y casi todo el peso previamente perdido en un período de 5 años.

¿ACARREAN TODOS LOS OBESOS EL MISMO GRADO DE RIESGO DE COMPLICACIONES DE LA OBESIDAD?

No. Aquellos que padecen de hipertensión, diabetes, disturbios de los lípidos sanguíneos (alto colesterol y triglicéridos) y enfermedad cardiaca, tienen riesgos más altos.

¿CUÁLES SON LOS RIESGOS?

Hay dos tipos:

1- Los que resultan de **no tratar** a la obesidad con cirugía bariátrica
2- Los que resultan de **tratar** a la obesidad con cirugía bariátrica

Cuáles de estos riesgos son los más predominantes depende de un número de factores que el médico debe calcular específicamente para cada paciente. Hay que tener en cuenta la edad de la persona, el número y la severidad de los factores de riesgo, el estado de funcionamiento de varios órganos, (cerebro, riñones, corazón, pulmones, hígado).

Lo ideal es perder peso por medio de dieta y ejercicio. Si uno logra perderlo **y mantenerlo normal**, el problema se solucionó. He visto pacientes obesos mórbidos que normalizaron su peso de esta manera, pero han sido las excepciones.

Cuando resulta imposible **la reducción** del peso, **o el mantenimiento del peso reducido,** se considera la opción quirúrgica. Ahora bien, cuidado y a no apurarse. Disponga del tiempo necesario para aprender más sobre la obesidad, y las ventajas e inconvenientes de tratarla por métodos médicos o quirúrgicos.

LA CIRUGÍA DE OBESIDAD DEBE CONSIDERARSE CUANDO:

- **Usted no ha respondido al tratamiento médico de dieta y ejercicios**
- **Su obesidad y las enfermedades asociadas con ella representan para usted un riesgo mayor que los riesgos de la operación**
- **Usted tiene acceso a un cirujano excelente**

- **Adoptó un cambio de conducta radical que demanda un compromiso permanente para comer adecuadamente, privándose de muchos alimentos que lo entusiasman, el practicar ejercicios regularmente y permitir la continuidad de visitas médicas**

En última instancia, no se trata de estar a favor o en contra de la cirugía de obesidad. Usted solamente debe estar a favor de lo que usted necesita y se aplica a su caso particular.

Si usted puede solucionar el problema del peso con dieta y ejercicio, no debería pensar en ningún otro tratamiento. Por otra parte, si luego de esfuerzos bien aplicados, no ha logrado resultados favorables y la evaluación médica proyecta una gran probabilidad de futuras enfermedades serias o el peligro de perder la vida, la situación cambia de tono. Y es en ese momento, cuando usted considera la cirugía de obesidad como una posible alternativa.

LA SELECCIÓN DEL CIRUJANO

La prevalencia de obesidad mórbida ha estado aumentando a un paso alarmante. No sorprende, por lo tanto, que haya proliferado el número de cirujanos dispuestos a dedicarse a este tipo de cirugía.

Hay programas hospitalarios que han sido desarrollados por profesionales que no tienen suficiente entrenamiento y experiencia.

Cuando esta cirugía se ejecuta con gran habilidad, es una de las experiencias más gratificantes para el paciente y el cirujano. Sin embargo, cuando se lleva a cabo deficientemente, aparecen complicaciones que pudieran haberse evitado, y un valioso procedimiento recibe un trompazo en el ojo que le deja un redondel morado. Éste acaba por otorgarle mal nombre y reputación a una cirugía de gran valor, claro está, cuando se efectúa correctamente.

OPINIONES MÉDICAS

Veo en mi práctica pacientes obesos que decididamente califican para cirugía bariátrica pero que han sido aconsejados por sus médicos a no aceptarla cuando la experiencia de estos profesionales en la materia es prácticamente inexistente. O sea, los pacientes no tienen suficiente información sobre las posibles complicaciones de la obesidad mórbida y su tratamiento quirúrgico. A veces es aún peor: tienen la información errónea.

LA DECISIÓN FINAL

Si se establece claramente que dieta y ejercicios no dieron resultado, y especialistas en bariatría, medicina interna, cardiología, y cirugía de obesidad (u otros consultantes necesarios para casos individuales) concluyen que médica y psicológicamente, usted califica para cirugía de obesidad, le sugiero elija un cirujano experto que trabaje con un hospital que posea una infraestructura superior.

Recuerde que, últimamente, es usted quien está a cargo de su vida. Sus médicos, psicólogos, amigos, este libro, otros libros, el Internet, el atender a conferencias sobre la materia, lo ayudarán a comprender qué es la obesidad, cuáles son sus probables consecuencias y posibles tratamientos, **pero solamente usted deberá confrontar el problema, obtener sus propias conclusiones, y tomar la decisión final.**

Será entonces cuando usted elegirá el curso a seguir, y con toda la fe y esperanza que los resultados serán tan buenos como los ha deseado.

CAPÍTULO 1

LAS CO-MORBIDIDADES: COLEGAS PELIGROSOS DE LA OBESIDAD

Lo bueno de la obesidad es su potencial para desaparecer.

La obesidad, naturalmente, no fue descubierta la semana pasada. Lo que sí es reciente es el conocimiento de la relación que existe entre la obesidad y un gran número de enfermedades. Le costará creerlo, pero esto quedó establecido y reconocido "oficialmente", sólo hace tres décadas.

La obesidad causa daño por sí misma y también por estar frecuentemente asociada con otras condiciones llamadas "co-morbididades". Pronto veremos qué son y qué significan.

¿QUÉ ES LA OBESIDAD?

La obesidad es un exceso de tejido graso del cuerpo que resulta de un desequilibrio creado por un alto consumo de calorías que no se acompaña de un gasto comparable de energía.

La obesidad existe cuando hay un porcentaje excesivo de grasa corporal en relación con el porcentaje de tejido muscular.

Individuos con gran desarrollo muscular pueden tener más peso que lo normal y no ser obesos. ¿Por qué? Porque tienen un bajo porcentaje de tejido graso corporal.

Otros que tienen peso debajo de lo normal pueden acarrear más grasa de lo normal en el abdomen, lo que se define como obesidad abdominal.

CÓMO MEDIR LA OBESIDAD

Hay métodos simples y sofisticados.

El más aceptado y más frecuentemente utilizado en la práctica médica es el Índice de Masa Corporal (IMC). Es calculado por una fórmula que incluye el peso de la persona en relación con su altura.

	IMC	libras	kilogramos aproximados de sobrepeso
Peso menor que el normal	menos de 18.5	Libras	Kilogramos
Normal	18.6-24.9	0	0
Sobrepeso	25.0-26.9	1-20	.45-9.09
Ligero	27.0-27.9	20-50	9.09-22.72
Moderado	30.0-34.9	50-75	22.72-34.09
Severo	35.0-39.9	75-100	34.09-45.45
Mórbido	40.0-49.9	100-200	45.45-90.90
Súper-Mórbido	50.0-60.0	200 +	90.90 +

En los hombres, la circunferencia de cadera mayor de 94 cm (o más de 80 cm en mujeres) significantemente aumenta el potencial de riesgo cardiovascular.

Circunferencias de más de 102 cm en los hombres y más de 88 cm en las mujeres, necesitan urgente intervención médica. Estas medidas de cintura siempre utilizan centímetros, no pulgadas.

LA OBESIDAD TRABAJA EN LAS SOMBRAS

La obesidad y sus "compadres"—altos niveles de colesterol, hipertensión, diabetes, apnea del sueño, enfermedad de las arterias coronarias o carótidas, la insuficiencia venosa de las extremidades inferiores, y muchas otras—causan trastornos luego de actuar solapadamente durante años (pueden ser décadas). Esto continúa hasta que un día se dispara la alarma y una emergencia hace su debut. Todos corren, menos el interesado, claro está, el cual no puede hacerlo porque está postrado por su aguda enfermedad.

LA OBESIDAD MÓRBIDA Y EL CORAZÓN

La obesidad se reconoce como un **factor de riesgo independiente para la enfermedad cardiaca.**

Hasta hace poco se pensaba que la obesidad causaba dolencias cardiovasculares debido a los trastornos asociados con ella, (hipertensión, lípidos sanguíneos anormales, diabetes).

La obesidad de por sí es un factor de riesgo cardiaco importante.

Por otra parte, **la reducción del peso excesivo reduce el riesgo de ataques al corazón e insuficiencia cardiaca.**

Los obesos llevan una vida "normal", y mientras tanto, complejas reacciones químicas, celulares y vasculares actúan imperceptible e incesantemente durante cada segundo de sus vidas.

Esto continúa hasta que un día aparece un infarto, un accidente cerebro-vascular, un coágulo que viajó al pulmón de las venas de una pierna, un cáncer, o un paro cardiaco.

La obesidad es una enfermedad, incluso si usted se siente bien y no está experimentando síntomas de ningún tipo.

Recuerde: No todo lo que existe, se ve.

La mejor manera de no sufrir las complicaciones de una enfermedad es obviamente, no tenerla. Si puede, normalice su peso antes de enfermarse.

INFLUENCIA DE LA OBESIDAD EN LA SOBREVIDA

La obesidad adulta está asociada con un acortamiento de la vida. El riesgo parece ser más serio en adultos obesos entre los 20 y los 44 años que en aquellos entre los 45 y 74 años.

Hay doble incidencia de muerte súbita en obesos comparados con personas no obesas. La obesidad mórbida se asocia con riesgo de muerte por diabetes o ataques al corazón 5 a 7 veces más que las personas de peso normal.

Siempre sospeche que la obesidad le está haciendo más daño del que usted piensa.

LA DISTRIBUCIÓN DE LA ADIPOSIDAD EN EL CUERPO

Hay dos tipos fundamentales de distribución del tejido graso (adiposo) en el cuerpo.

Cuando este se localiza preferentemente en la zona del abdomen—obesidad abdominal—se llama obesidad androide, la cual se asocia frecuentemente con diabetes y anormalidades de los lípidos y fatalidades cardiovasculares.

El otro tipo es la obesidad pronunciada en las nalgas y los muslos, y se llama ginecoide.

CO-MORBIDIDADES

Son condiciones frecuentemente asociadas con la obesidad.

Permítame una sugerencia: No lea esta lista rápidamente. Tómese su tiempo para leerla y meditar sobre el daño que las co-morbididades pueden infligir.

ENFERMEDADES ASOCIADAS CON LA OBESIDAD MÓRBIDA

1- **Enfermedad cardiaca**
2- **Enfermedad vascular (arterias)**
3- **Enfermedad vascular (venas)**
4- **Trastornos asociados con la obesidad mórbida (diabetes, hipertensión, lípidos sanguíneos anormales)**
5- **Anormalidades respiratorias**
6- **Trastornos gastro-intestinales**
7- **Artritis y problemas ortopédicos**
8- **Enfermedades neurológicas**
9- **Disturbios del sueño**
10- **Insuficiencia renal**
11- **Anormalidades hormonales**
12- **Estados de hipercoagulabilidad de la sangre**

13-Inmunidad alterada
14-Cáncer
15-Accidentes y traumas con recuperaciones lentas
16-Disfunciones psicológicas
17-Enfermedad psiquiátrica
18-Disfunción sexual
19-Enfermedades de la piel
20-Propensidad a la infección de heridas
21-Incontinencia urinaria
22-Incontinencia anal
23-Cataratas
24-Periodontitis
25-Síndrome Metabólico

1- **ENFERMEDAD CARDIACA**
- **Aterosclerosis de las arterias coronarias.** Placas grasas ocluyen las arterias
- **Insuficiencia cardiaca congestiva.** El músculo cardiaco se debilita
- **Cardiomiopatía de la obesidad.** Tejido adiposo (grasa) invade al músculo cardiaco
- **Fibrilación auricular.** Arritmia causada por el "temblequeo" de las aurículas
- **Arritmias malignas.** Pueden llegar a ser fatales

2- **ENFERMEDAD VASCULAR (ARTERIAL)**
- **Accidente cerebro-vascular (ACV).** Deficiencia neurológica. Ej., parálisis de un lado del cuerpo, dificultar para hablar, confusión, desorientación, deficiencia visual, debido a un bloqueo de una arteria cerebral o carótida
- **Enfermedad arterial periférica.** Oclusión de las arterias de los miembros superiores o inferiores
- **Aneurisma aórtico**

3- **ENFERMEDAD VASCULAR (VENOSA)**
- **Várices de las piernas.** Venas dilatadas que recogen la sangre de manera ineficiente
- **Úlceras venosas e infecciones**
- **Edema de las extremidades inferiores.** Acumulación de líquido lleva a su hinchazón)
- **Flebitis.** Inflamación dolorosa de las venas

- **Trombosis venosa profunda (TVP).** Coágulos formados en las venas, generalmente en los muslos y piernas
- **Linfedema.** Hinchazón crónica de las extremidades inferiores debida a la función deficiente de los vasos linfáticos

4- DISTURBIOS COMÚNMENTE ASOCIADOS CON LA OBESIDAD MÓRBIDA

Todos aumentan la incidencia de enfermedad cardiovascular

- **Diabetes**
- **Hipertensión**
- **Dislipidemia.** Anormalidades del colesterol y los triglicéridos

5- ANORMALIDADES RESPIRATORIAS

*   **Obstrucción de las vías respiratorias superiores**
- **Enfermedades pulmonares**
       Asma. Espasmos bronquiales
       Bronquitis crónica. Infección de los tubos respiratorios
       Hipoventilación debido a restricción pulmonar. Causas: el músculo diafragma que separa el tórax del abdomen es empujado hacia arriba por la obesidad abdominal y esto reduce la capacidad pulmonar
       Embolismo pulmonar. Coágulos que viajan de las piernas o muslos a uno o los dos pulmones
       Hipertensión pulmonar. Resulta del bloqueo de arterias pulmonares por embolismo pulmonar recurrente

6- ENFERMEDAD GASTRO-INTESTINAL

- **Reflujo esofágico**
- **Hernia inguinal o umbilical**. Hernia de la ingle o el ombligo
- **Enfermedad vesicular.** Piedras (cálculos) ocurren porque la producción y excreción de colesterol en la bilis está aumentada
- **Hígado graso.** Acumulación de tejido adiposo (triglicéridos en las células hepáticas) causa esteato-hepatitis
- **Pancreatitis.** Altos niveles sanguíneos de triglicéridos están asociados con ataques de pancreatitis que se acompañan de dolor agudo en el abdomen

7- ARTRITIS Y PROBLEMAS ORTOPÉDICOS

- **Proceso degenerativo de la articulación**. Ocurre más frecuentemente en las **rodillas y tobillos** porque son las articulaciones de mayor sostén del cuerpo y el peso excesivo las traumatiza

- La **columna vertebral lumbar y las caderas** están afectadas también
- Dolor en el talón del pie se conoce como el **"Síndrome de Sever"**
- **Dolor de cadera** con dificultad para caminar. La cabeza del hueso fémur se desplaza al desarticularse. Requiere tratamiento quirúrgico
- **Enfermedad de Blount**. Es el arqueamiento de la tibia (uno de los huesos de la pierna) en los adolescentes. El peso excesivo ejerce presión hacia abajo la cual es lo suficiente fuerte como doblar al hueso
- **Gota**. Artritis debido a la acumulación de cristales de acido úrico en la articulación

8- TRASTORNOS NEUROLÓGICOS
- El **pseudo-tumor de cerebro**. Esta condición está asociada con obesidad severa y aún no se sabe por qué. Se caracteriza por dolores de cabeza fuertes y trastornos de la vista, incluyendo la ceguera. Su nombre evoca los síntomas de los tumores cerebrales, pero el paciente no tiene un tumor de cerebro
- **El síndrome del túnel carpal** (compresión de los nervios de la muñeca)
- **Migraña**

9- DISTURBIOS DEL SUEÑO
Apnea del sueño obstructiva. Ronquera a la noche durante el sueño y somnolencia durante el día. Se debe a la compresión de las vías respiratorias superiores al nivel del cuello, por la compresión que ejerce el exceso de tejido graso

Nota: Si usted alguna vez sostiene una entrevista con una persona con obesidad mórbida, y ésta tiende a dormirse durante la conversación, hasta que se demuestre lo contrario, el/ella sufre de apnea obstructiva del sueño

10-INSUFICIENCIA RENAL
- El **síndrome nefrótico**. Exagerada excreción de proteína en la orina
- La **nefrosclerosis.** Enfermedad de las arterias renales que resulta de diabetes e hipertensión. Estos procesos contraen los riñones y conducen a la falla renal

11- ANORMALIDADES HORMONALES

- **Menstruación anormal**
- **Infertilidad** (puede ser corregida cuando la obesidad mórbida desaparece)
- **Fibromas uterinos**
- **Ovarios poliquísticos**
- **Excesivos niveles sanguíneos de testosterona**: Pelo facial, acné
- **Peligrosos efectos durante el embarazo**
    - Hipertensión
    - Diabetes del embarazo (llamada "gestacional")
    - Parto prolongado
    - La operación "cesárea" es más frecuentemente necesaria
    - Aumento de la mortalidad fetal
    - Aumento de la incidencia de espina bífida en los recién nacidos
- * **Hipotiroidismo**

12- ESTADOS DE HIPERCOAGULABILIDAD DE LA SANGRE

Aumento de la coagulabilidad de la sangre adentro de los vasos sanguíneos

13- IMMUNIDAD ALTERADA

La obesidad disminuye la resistencia del cuerpo a gérmenes peligrosos

Reduce la habilidad de células que normalmente destruyen bacterias

14- CÁNCER

Tanto los hombres como las mujeres que tienen un IMB mayor de 40 tienen una incidencia de cáncer más alta que individuos de peso normal (IMB 18.5-24.9)

- Hombres y mujeres: cáncer de esófago, colon, recto, hígado, vesícula, páncreas, riñón, linfoma, mieloma múltiple
- Mujeres: cáncer de útero, endometrial (5.4 veces más frecuente), cervical (2.4 veces más), ovario (1.6 veces más), mama (1.5 veces más)
- Hombres: cáncer de estómago, colon-recto (1.7 veces más) y próstata (1.3 veces más)

Cáncer de la mama

Los estrógenos son producidos en exceso en las mujeres obesas y en los que consumen más alcohol de lo debido. Esto facilita el cáncer de la mama. Por eso, es particularmente preocupante la combinación de obesidad y la consumición excesiva de alcohol.

Los esteroides son hormonas también producidas en exceso en la obesidad y promueven el crecimiento y la reproducción de células malignas.

Cáncer uterino

La relación entre la obesidad y el cáncer de útero ha sido claramente establecida. Los estrógenos parecen ser los responsables. Estas hormonas causan menstruaciones profusas en mujeres obesas.

Los estrógenos estimulan la proliferación de las células de la capa interior del útero -el endometrio -y esto puede resultar en cáncer endometrial.

Cáncer de la próstata

Estudios en Estados Unidos, Japón y Hawai han corroborado el riesgo de cáncer prostático en hombres obesos. El cáncer de próstata está particularmente relacionado con la obesidad en las personas de edad.

Afro-americanos tienen una incidencia significantemente más alta de cáncer de la próstata comparados con individuos de la raza blanca.

Cáncer de riñón

Afecta más a mujeres obesas que hombres obesos

Cáncer de colon

Ocurre más en hombres obesos que en mujeres obesas

Cáncer de esófago

La obesidad aumenta la frecuencia del reflujo de jugo gástrico en el esófago lo que representa un factor de riesgo para el cáncer de esófago

15- ACCIDENTES Y TRAUMAS CON RECUPERACIONES LENTAS

16- DISFUNCIONES PSICOLÓGICAS
- Ansiedad
- Depresión (más prevalente en personas jóvenes y mujeres)
- Estado de negación
- Pobre estima propia
- Autocrítica excesiva y tristeza
- Inseguridades
- Vergüenza
- Discriminación social y en el lugar de trabajo
- Frustración
- Incapacidad para sentarse en sillas ordinarias
- Prejuicios y rechazos
- Impacto negativo en el empleo (compensación, promoción)
- Dificultades para encontrar o mantener relaciones personales

17- ENFERMEDAD PSIQUIÁTRICA
- * Manía-melancolía (trastorno bipolar)
- * Esquizofrenia
- * Paranoia
- * Otros

18- DISFUNCIÓN SEXUAL
- Asociada con **autoestima pobre,** problema de imagen
- **Conflictos en una relación** creadas por la obesidad
- **Enfermedades coexistentes** (hipertensión, arteriosclerosis, diabetes, tabaquismo)
- **Olor corporal desagradable** y dificultades para mantener un estado de higiene satisfactorio (incontinencia de orina, y a veces de materia fecal, infecciones de hongos y bacterias asociado con humedad persistente de los pliegues inguinales, excesiva sudoración)
- **Dificultad en encontrar los genitales** (un abdomen muy prominente los oculta y hace que el contacto del pene con la mano sea difícil o imposible)
- **Fatiga y debilidad generalizada y dificultad respiratoria**
- **Problemas para sostener el acto coital** en ciertas posiciones:

El paciente severamente obeso puede experimentar dificultad respiratoria cuando se acuesta en posición horizontal

La posición que ubica al hombre arriba de la mujer no es bien tolerada debido al peso del esposo que le comprime el tórax, a menos que se evite el contacto cuerpo a cuerpo.

La posición clásica "misionaria" es difícil de tolerar. El hombre debe apoyar sus codos en el lecho y estos deben hacer un gran esfuerzo para sostener el peso del cuerpo.

19-ENFERMEDADES DE LA PIEL
- Infecciones de **hongos y bacterias**
- **Celulitis** (infección que se extiende debajo de la piel)
- **Paniculitis** (infección de los pliegues abdominales)
- **Erupciones**
- **Perspiración excesiva**
- **Marcas** (cicatrices) de la piel, por estiramiento
- **Acantosis nigricans** (pigmentación marcada de la piel en el cuello y las axilas)
- **Hirsutismo** (crecimiento excesivo de pelo). En mujeres, puede resultar de la producción aumentada de testosterona. Esta se asocia con la llamada "obesidad visceral", o sea, mucho tejido graso en varios órganos.

20-PROPENSIÓN A INFECCIONES DE LAS HERIDAS

21-INCONTINENCIA DE ORINA

22-INCONTINENCIA FECAL

23-CATARATAS

24-PERIODONTITIS (inflamación e infección de las encías y los tejidos que rodean a los dientes)

25-EL SÍNDROME METABÓLICO

Esta entidad representa un grupo de factores de riesgo predictivos de enfermedades cardiovasculares y diabetes tipo 2. **También se lo conoce como el síndrome X, y el síndrome de resistencia a la insulina.** El diagnóstico se establece cuando tres o más de los siguientes cinco componentes están presentes:

- La circunferencia de la cintura mide más de 102 cm en los hombres y más de 88 cm en las mujeres
- El nivel en ayunas de los triglicéridos es más alto que 150 mg/ml
- El nivel del buen colesterol, HDL (proteína de alta densidad) es más bajo que 40 mg/ml en los hombres, y más bajo que 50 mg/ml en las mujeres
- La presión arterial es más alta que 135/80
- El nivel de glucosa en ayunas es mayor de 110 mg/ml

Información obtenida de un censo del año 2000 estimó que en Estados Unidos, 47 millones de personas padecen el síndrome metabólico.

La obesidad es una causa prominente de este síndrome y hay una fuerte predisposición a desarrollar un estado diabético y sus complicaciones.

Los riñones quedan comprimidos por el exceso de grasa que los rodean. Ésta los penetra, bloquea las arterias y la presión dentro del riñón aumenta, lo cual conduce a la producción de sustancias que provocan una constricción generalizada de las arterias del cuerpo y la consecuente hipertensión.

Los factores más destructivos para los riñones son la hipertensión y la diabetes tipo 2. La obesidad causa las dos.

Otro problema muy común es el desconocer los niveles de los lípidos sanguíneos.

Muchos investigadores recomiendan valores en la sangre del colesterol y triglicéridos por debajo de lo que muchos médicos prescriben para detener la progresión de la arteriosclerosis, sobre todo en pacientes que poseen otros factores de riesgo cardiovascular.

Colesterol total:	debajo de 140 mg/ml
"Buen" colesterol (HDL) Proteína de alta densidad:	arriba de 50 mg/ml (hombres) y arriba de 55 (mujeres)
"Mal" colesterol (LDL) Proteína de baja densidad:	debajo de 70 mg/ml
Triglicéridos:	debajo de 130 mg/ml

CONDICIONES ASOCIADAS CON LA OBESIDAD MÓRBIDA QUE REQUIEREN ATENCIÓN RÁPIDA Y TRATAMIENTO AGRESIVO

- Pseudo tumor del cerebro: Por favor, vea arriba, # 9
- Diabetes tipo 2
- Enfermedad de Blount: Curvatura de la tibia (uno de los huesos de la pierna) en chicos en crecimiento (Vea arriba # 7—Artritis y problemas ortopédicos
- Apnea del sueño (Vea arriba # 10 y el Capítulo 4)

Las complicaciones ortopédicas que necesitan atención urgente son la enfermedad de Blount (encorvamiento de las piernas) y el desplazamiento de la cabeza del fémur que causa dolor de cadera y cojera.

La apnea del sueño está asociada con alta mortalidad en los niños.

¿QUÉ ES LO QUE REALMENTE DA BUENOS RESULTADOS?

Para triunfar en el tratamiento de la obesidad mórbida, es esencial lograr un cambio radical de conducta. A menos que usted comprenda e implemente este concepto, ningún tratamiento de la obesidad, sea médico o quirúrgico, tendrá resultado.

El mejor centro de obesidad y el mejor cirujano bariátrico sólo podrán ayudarlo a corregir su problema. Pero es usted la única persona que tiene la llave del éxito.

Será su cooperación, su actitud mental tanto como su fortaleza mental, su compromiso inalterable para consumir los alimentos que deba y no los que quiera, su consistencia en practicar regularmente ejercicios físicos bien programados y atender a la consulta de su médico o cirujano bariátrico, de acuerdo a sus indicaciones, para asegurarse que su condición física sea adecuada y no carezca de deficiencia de minerales y/o vitaminas, lo que transformará una potencial pesadilla, la sombra amenazante de una onda tsunami de calamidades médicas, en una vida placentera, saludable y feliz, rica en hermosos proyectos y renovadas oportunidades.

CAPÍTULO 2

LA OBESIDAD Y LA ENFERMEDAD CARDIACA. SUENA EL TIMBRE. EL SEÑOR PROBLEMA ACABA DE LLEGAR

La obesidad y la enfermedad cardiaca coexisten frecuentemente y su asociación no debería sorprender a nadie. Solamente deberíamos sorprendernos con lo inesperado.

La descripción de temas médicos para el público en general me obliga a caminar sobre una cuerda, (espero que no esté floja) tratando de mantener un equilibrio entre la explicación de conceptos con los que el lector pudiera no estar familiarizado, y la necesidad que estos sean digeribles.

Sería inapropiado decirle que la obesidad mórbida puede causar infartos de miocardio, insuficiencia cardiaca, accidentes cerebrovasculares y otras complicaciones, sin explicarle nociones básicas de estas dolencias.

Muchos errores que cometemos en el transcurso de nuestras vidas pueden ser evitados si poseemos información adecuada. Luego de habernos equivocado nos preguntamos: *"¿Por qué ocurrió?", "¿Hubiera podido evitar este funesto desenlace?"*

EL CORAZÓN COMO BOMBA PROPULSORA: ¿CÓMO FUNCIONA EL SISTEMA CARDIOVASCULAR?

El corazón está compuesto de diferentes estructuras —músculo, válvulas, arterias coronarias, un sistema eléctrico que produce y trasmite voltajes que viajan a través del músculo cardiaco y llevan a su contracción. Actúa como una bomba que envía sangre a todo el cuerpo.

El ventrículo izquierdo bombea sangre hacia la aorta y las ramificaciones múltiples de esta arteria permiten la nutrición y oxigenación de todos los órganos y tejidos.

Inmediatamente después de cumplir esta función, la sangre, ahora desprendida de parte del oxígeno, es recogida por el sistema venoso y transportada al lado derecho del corazón (la aurícula y el ventrículo derecho). De aquí, se dirige a los pulmones, se oxigena nuevamente, y vuelve al lado izquierdo del corazón (aurícula y ventrículo izquierdo) de donde sale por la aorta a cumplir un nuevo ciclo.

Figura 1. Partes importantes del corazón

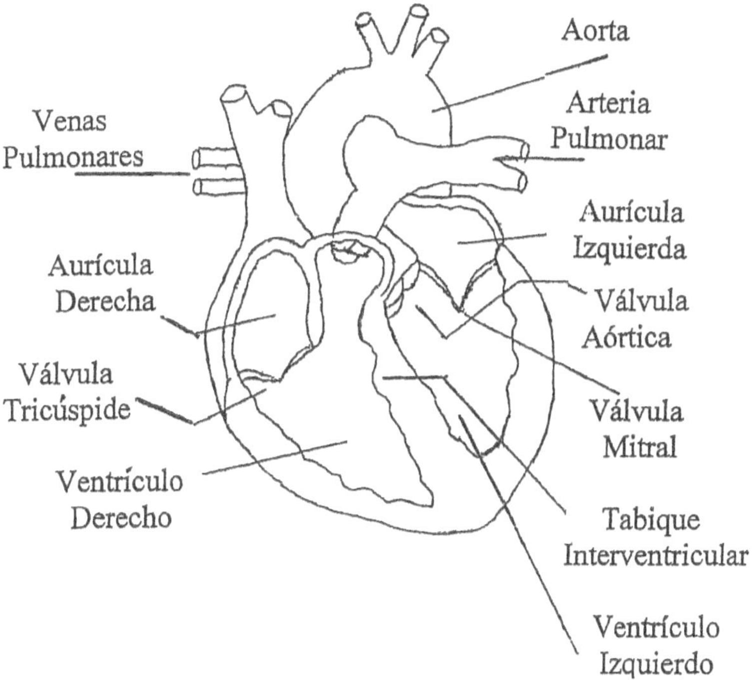

Aorta

Venas Pulmonares

Arteria Pulmonar

Aurícula Izquierda

Aurícula Derecha

Válvula Aórtica

Válvula Tricúspide

Válvula Mitral

Ventrículo Derecho

Tabique Interventricular

Ventrículo Izquierdo

Figura 2. La circulación arterial

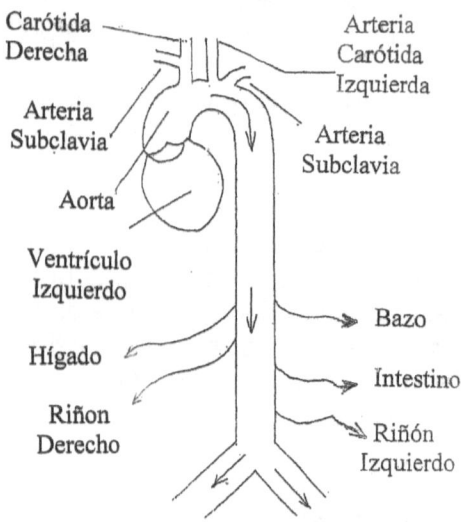

El ventrículo izquierdo envía la sangre oxigenada a la arteria aorta, y ramificaciones múltiples de esta arteria permiten la nutrición y oxigenación de todos los órganos y tejidos.

Figura 3. Circulación venosa drena su sangre en el lado derecho del corazón

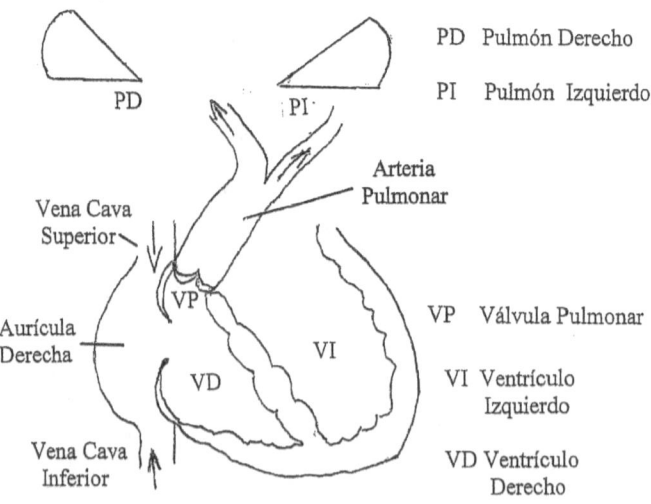

Luego que la sangre arterial irriga a los tejidos, es recogida por el sistema venoso. La vena cava superior recoge la sangre de la parte superior del cuerpo. La vena cava inferior hace lo propio con la parte inferior del cuerpo.

Las dos venas cavas, superior e inferior, drenan la sangre en la aurícula derecha, de donde pasa al ventrículo derecho. De aquí, la arteria pulmonar la lleva a los pulmones en donde se oxigena. Esta sangre fresca vuelve por las venas pulmonares a la aurícula izquierda, pasa al ventrículo izquierdo, el que la eyecta en el circuito arterial.

LAS VÁLVULAS CARDIACAS

Existen cuatro válvulas cardiacas. Ellas se abren y cierran constantemente y aseguran que la sangre se mueva normalmente en una dirección. El cierre de las válvulas previene el reflujo retrógrado de cierta cantidad de sangre.

Luego que la sangre retorna a la aurícula derecha por las venas cava superior e inferior, quienes recogen la parte superior e inferior del cuerpo humano, respectivamente, pasa hacia el ventrículo derecho a través de la **válvula tricúspide.** El ventrículo derecho la envía hacia la arteria pulmonar pasando por la **válvula pulmonar,** y así alcanza los pulmones.

Al mismo tiempo que esto ocurre, llega sangre de los pulmones, ahora fresca y oxigenada, de vuelta al corazón, esta vez, a la aurícula izquierda. De aquí, esta sangre se moviliza hacia el ventrículo izquierdo a través de la **válvula mitral** y el ventrículo izquierdo la eyecta al sistema arterial atravesando la **válvula aórtica.**

Todas las válvulas cardiacas, en condiciones normales, pueden regurgitar una mínima cantidad de sangre. Es la "regurgitación normal o fisiológica".

Cuando una o mas válvulas regurgitan una cantidad anormal de sangre, conviene determinar su causa. Esto se conoce como "insuficiencia valvular" (aórtica, mitral, o cualquiera sea la válvula afectada).

EL MIOCARDIO O MÚSCULO CARDIACO

El músculo cardiaco representa la "bomba propulsora". Es el **miocardio.** Las cavidades del corazón, derechas e izquierdas son las aurículas y los ventrículos. El miocardio está rodeado por una membrana que se llama **pericardio.** Ésta posee dos capas y un espacio entre ellas que contiene una pequeña cantidad de líquido que sirve como lubricante.

EL SISTEMA DE CONDUCCIÓN O ELÉCTRICO DEL CORAZÓN

El miocardio se contrae cuando es estimulado por una corriente eléctrica. La electricidad que estimula al corazón se origina en una estructura localizada en la aurícula derecha, que sólo mide 15 mm de largo, 5 mm de ancho, y 2 mm de grueso, llamada el **nódulo sinusal.** De aquí, la corriente se extiende a través de las aurículas y los ventrículos utilizando un **sistema de conducción,** el cual, con un poco de imaginación, se puede considerar algo así como un alambrado eléctrico.

La estimulación eléctrica del músculo cardiaco o miocardio por este sistema, produce la acción mecánica o contracción cardiaca. En otras palabras, la energía eléctrica se transforma en energía mecánica.

El corazón no es una bomba ordinaria. Tiene más o menos el tamaño de su puño, y en un período de setenta y cinco años se contrae 3.26 billones de veces y bombea 57.5 millones de galones (230 millones de litros) de sangre. ¿Cuántas bombas conoce usted que tienen la capacidad de trabajar tan bien y por tanto tiempo?

Figura 4. El sistema eléctrico del corazón

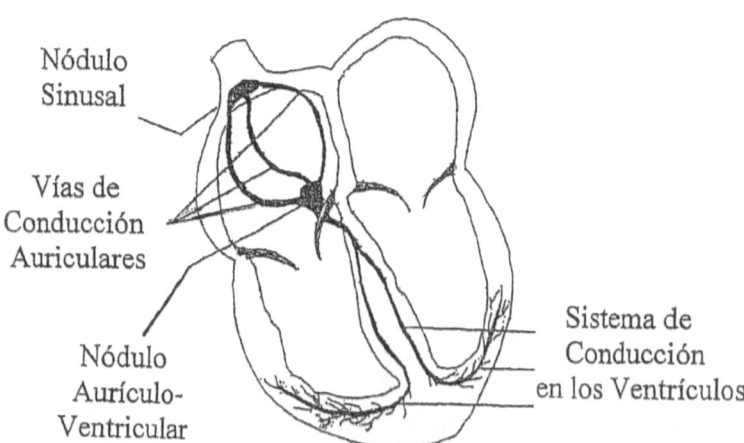

Nódulo
Sinusal

Vías de
Conducción
Auriculares

Nódulo
Aurículo-
Ventricular

Sistema de
Conducción
en los Ventrículos

LAS ARTERIAS CORONARIAS

Se originan en la aorta y abastecen la sangre al músculo cardiaco.

La arteria coronaria derecha entrega sangre a la punta y al lado derecho del corazón. Las arterias coronarias izquierdas poseen dos ramas importantes que irrigan al resto de este órgano.

Figura 5. Las arterias coronarias

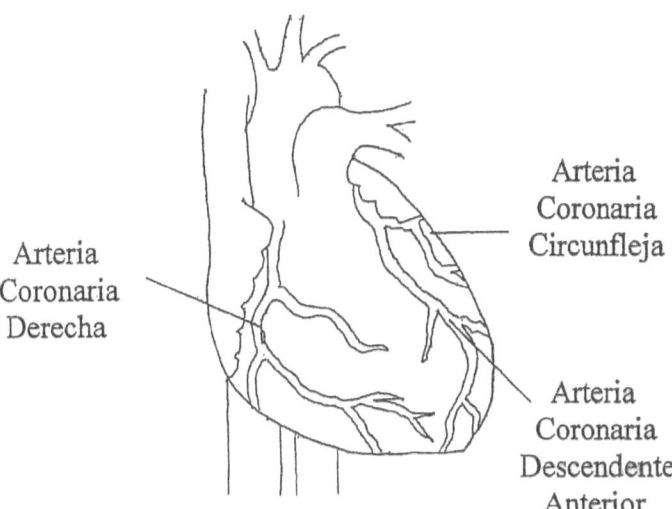

¿CÓMO LA OBESIDAD DAÑA AL CORAZÓN?

Lo hace a través de distintos mecanismos: puede afectar las arterias coronarias y obstruirlas, o debilitar al músculo cardiaco, o alterar el sistema de conducción causando arritmias, o aflojar el tejido de las válvulas produciendo regurgitación o insuficiencia valvular.

En líneas generales, **cuanto más severo es el exceso de peso y la obesidad, más serias son las consecuencias.**

ANORMALIDADES CARDIACAS CAUSADAS POR LA OBESIDAD MÓRBIDA

A- Insuficiencia cardiaca congestiva

  1- Sobrecarga del volumen de sangre en la circulación
  2- Infiltración de tejido graso (adiposo) adentro del músculo cardiaco
  3- Condiciones asociadas con la obesidad:
        Arteriosclerosis coronaria
        Diabetes
        Hipertensión

B- Fibrilación auricular

C- Arritmias cardiacas (trastornos del ritmo cardiaco) y muerte súbita

D- Arteriosclerosis de las arterias coronarias: angina de pecho e infartos de miocardio

E- Enfermedad cardiovascular hipertensiva

Veamos a continuación de qué tratan estas condiciones. Las explicaciones son algo técnicas pero trataré de explicarlas lo más simplemente posible.

INSUFICIENCIA CARDIACA EN EL PACIENTE OBESO

Insuficiencia o falla cardiaca significa que el corazón reduce su capacidad para contraerse. Carece de energía La "bomba propulsora", el ventrículo izquierdo, se debilita.

Si usted levanta un objeto pesado por un rato, notará fatiga. Lo mismo le ocurre al corazón: cuando se ve forzado a resistir una pesada carga, lo hace estoicamente, pero sólo por algún tiempo. Cuando se agota, cede, se rinde.

En terminología boxística, uno diría que el corazón "arrojó la toalla". En terminología médica, la condición se define como **insuficiencia o falla cardiaca congestiva:** el corazón pierde la capacidad de eyectar la sangre eficientemente en el sistema circulatorio.

Esto resulta en la acumulación del fluido sanguíneo en los pulmones, hígado, y piernas.

La congestión pulmonar resulta en dificultad para respirar, la del hígado en molestia de pesadez o dolor en el cuadrante superior derecho del abdomen; el depósito de líquido en las extremidades inferiores se traduce en hinchazón de los pies, tobillos, piernas, y a veces de los muslos y los testículos.

INSUFICIENCIA CARDIACA CONGESTIVA CON OBESIDAD MÓRBIDA DEBIDO A UN EXCESO DE LÍQUIDO EN LA CIRCULACIÓN

El cuerpo humano tiene dos compartimentos: 1) El espacio intravascular (venas y arterias), y 2) el espacio extravascular (tejidos y órganos que rodean a las venas y arterias).

La sangre contenida dentro de las arterias y venas representa el **volumen sanguíneo.**

Cuando ocurre una pérdida importante de sangre—hemorragia por heridas o sangramiento gastro-intestinal—el volumen sanguíneo disminuye.

En otras condiciones, tales como la obesidad mórbida, el volumen sanguíneo aumenta. Este aumento se debe al hecho que el tejido adiposo (grasa corporal) demanda una cantidad de sangre proporcional a su abundancia.

Para satisfacer esa necesidad, el volumen sanguíneo debe aumentar. Esto se logra movilizando fluido del espacio extra-vascular hacia el espacio intravascular. Este aumento de volumen sanguíneo representa una sobrecarga circulatoria. Por un tiempo (y "un tiempo" pueden ser años), la función del corazón no se afecta. Eventualmente, se debilita.

a- **Intercambio normal de fluído entre los espacios intra y extravascular**

b- **Intercambio anormal de fluído. El fluido extravascular invade el espacio intravascular** y lo sobrecarga

EEV Espacio extravascular
EIV Espacio intravascular

Figura 6. Sobrecarga de líquido en la circulación en la obesidad mórbida

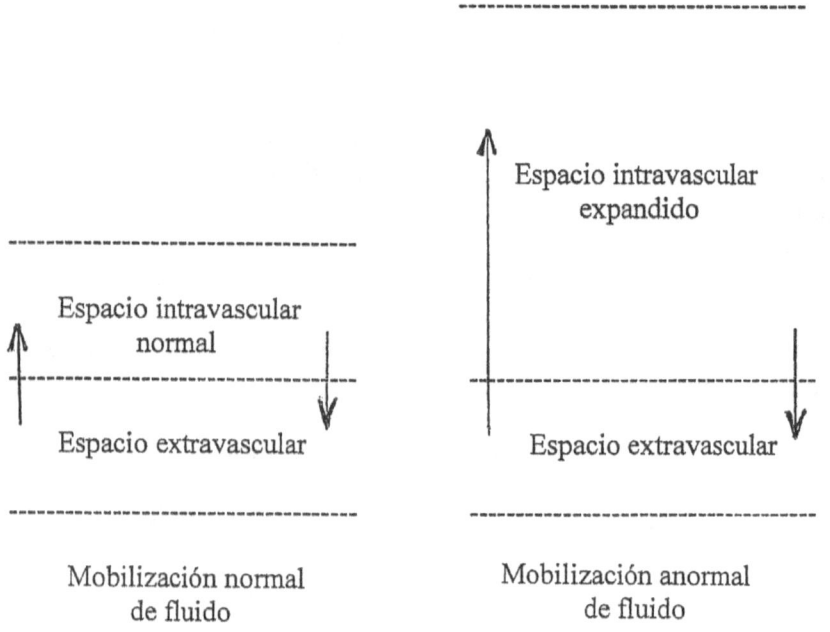

Espacio intravascular expandido

Espacio intravascular normal

Espacio extravascular

Espacio extravascular

Mobilización normal de fluido

Mobilización anormal de fluido

Normalmente, el corazón produce un promedio de 80 latidos por minuto (entre 60 y 100 latidos por minutos). **Esto resulta en 207,5 millones de latidos cardiacos en un periodo de 5 años.** Piense por un momento el esfuerzo que significa para el corazón esa cantidad de trabajo durante años. Eso es exactamente lo que ocurre en la obesidad mórbida.

No se sorprenda al ver un corazón debilitado por habérsele exigido más de su límite de tolerancia.

EVENTOS QUE CONDUCEN A LA INSUFICIENCIA CARDIACA EN ESTADOS DE OBESIDAD MÓRBIDA

Dijimos que cuando el volumen sanguíneo se expande, como sucede en el estado de obesidad mórbida, hay un aumento del volumen de retorno venoso al corazón. Esto produce estrés en la pared o capa muscular cardiaca (trate de estirar su brazo por un rato sostenido y verá la molestia o el estrés que le causa).

El ventrículo izquierdo reacciona a este esfuerzo extra engrosando su músculo. (Es lo que ocurre con el ejercicio de cualquier músculo del cuerpo). Este aumento de la masa muscular del ventrículo izquierdo se llama **hipertrofia ventricular izquierda.**

Cuando el ventrículo izquierdo se agota por el esfuerzo excesivo y prolongado, su músculo se dilata **(dilatación del ventrículo izquierdo)** y debilita **(insuficiencia cardiaca congestiva).**

Figura 7. Corazón con paredes de grosor normal

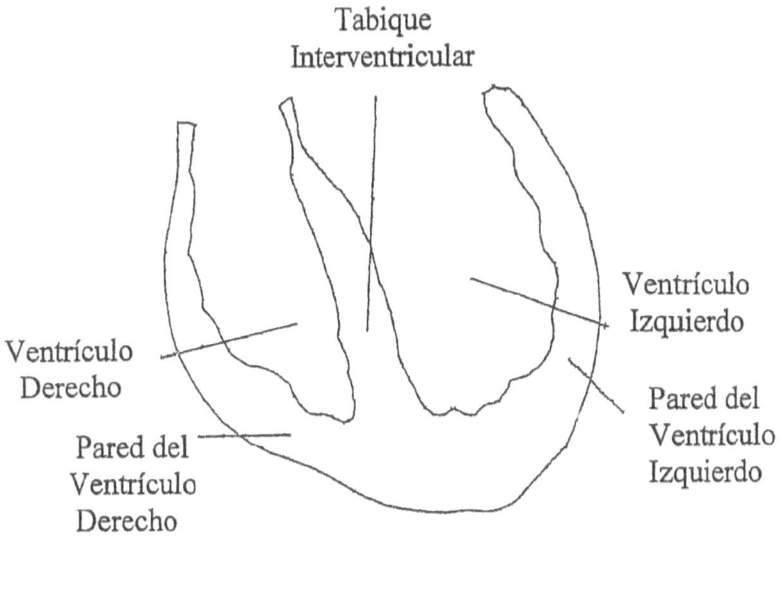

Tabique
Interventricular

Ventrículo
Derecho

Ventrículo
Izquierdo

Pared del
Ventrículo
Derecho

Pared del
Ventrículo
Izquierdo

Figura 8. Ventrículo izquierdo con paredes engrosadas
Hipertrofia ventricular izquierda

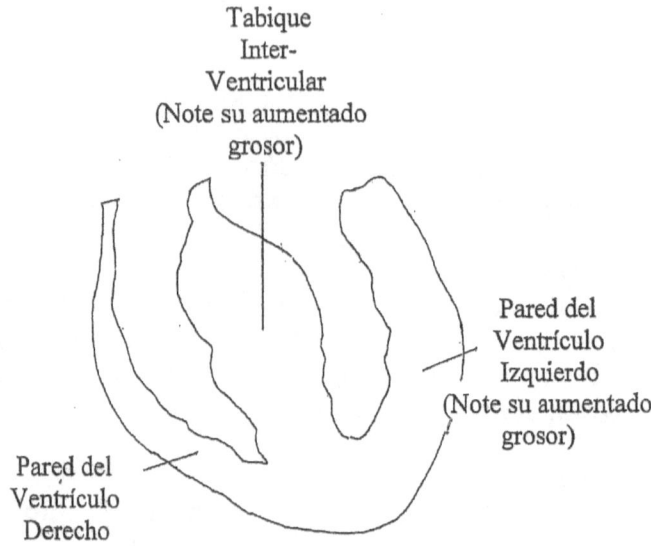

Figura 9. Ventrículo izquierdo dilatado y debilitado

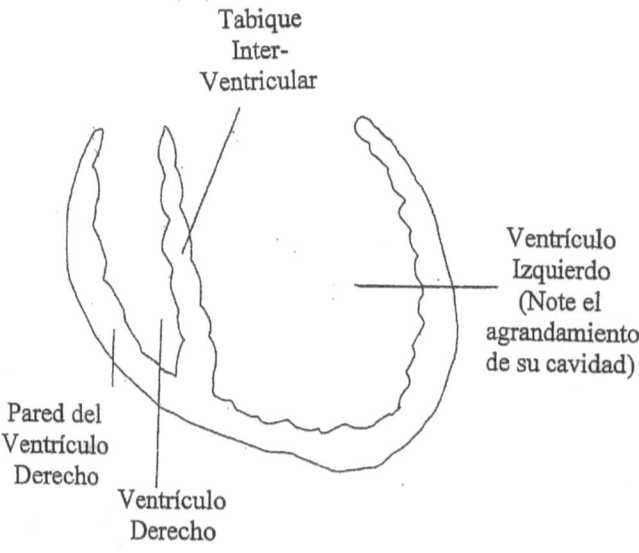

QUÉ ES LA FRACCIÓN DE EYECCIÓN (FE) Y QUÉ SIGNIFICA

Normalmente, cada vez que el corazón se contrae, eyecta entre el 50 y el 75% de la sangre que contiene. El ventrículo izquierdo nunca se vacía o emite 100% de la sangre que ocupa su cavidad. Este porcentaje de la sangre emitida por el ventrículo izquierdo se llama la fracción de eyección o FE.

La FE es un concepto muy popular entre los cardiólogos. La medida es constantemente usada por los profesionales. Es un número que llega a la mente del médico en forma casi refleja.

Existen métodos y tests diferentes para determinar la FE. El más accesible y frecuentemente utilizado es el ecocardiograma.

O sea, si el ventrículo izquierdo eyecta el 58% de su contenido, se dice que la FE es de 58%. Una FE menor del 50% indica debilidad del músculo cardiaco.

La contracción del ventrículo izquierdo se llama sístole. **La FE es la medida de la función sistólica (o de contracción) del ventrículo izquierdo.**

FE (FRACCIÓN DE EYECCIÓN)

50-75% = **función del ventrículo izquierdo normal**

40-49% = **leve disfunción del ventrículo izquierdo**

30-39% = **moderada disfunción del ventrículo izquierdo**

20-29% = **severa disfunción del ventrículo izquierdo**

19% o menos = **muy severa disfunción del ventrículo izquierdo**

Recapitulando:

1- **La obesidad severa aumenta la necesidad de proveer más sangre al tejido graso (adiposo) de todo el cuerpo**
2- **El volumen de sangre circulante aumenta para satisfacer esa demanda**

Su mecanismo: fluido es movilizado del espacio extra-vascular al espacio intravascular

3- **El aumento del volumen sanguíneo llega al corazón por el sistema venoso**

4- **El retorno venoso aumentado estira las fibras del músculo cardiaco**

5- **Este estiramiento produce estrés en las paredes del ventrículo izquierdo**

6- **Este estrés hace que el corazón trabaje con mucho más esfuerzo**

7- **El esfuerzo lleva al engrosamiento de la pared del ventrículo izquierdo ("hipertrofia ventricular izquierda")**

8- **Cuando el ventrículo izquierdo se agota, su contracción se debilita, pierde la capacidad de eyectar un volumen de sangre adecuado (menos del 50% de la sangre que su cavidad contiene), la sangre se acumula en los pulmones y otros órganos. Es la "insuficiencia cardiaca congestiva"**

Síntomas de insuficiencia cardiaca congestiva incluyen dificultad para respirar (debido a la acumulación de fluido sanguíneo en los espacios aéreos de los pulmones), tos al acostarse horizontalmente (esta posición aumenta la congestión pulmonar), naúsea y malestar en la parte superior derecha del abdomen debido a la acumulación de líquido en el hígado (congestión), y edema (excesiva cantidad de líquido) en las extremidades inferiores.

*   *   *

INFILTRACIÓN GRASA DEL CORAZÓN QUE TAMBIÉN CONDUCE A LA INSUFICIENCIA CARDIACA CONGESTIVA
(También llamada Adiposis CORDIS)

Esta condición se encuentra sobre todo en enfermos que han sido muy obesos durante mucho tiempo. El tejido graso o adiposo cubre la superficie del corazón (**epicardio**), y desde aquí, cordones de células adiposas infiltran los espacios que existen entre las fibras musculares cardiacas, y ejercen presiones sobre ellas, lo que conduce a su atrofia.

Las células del músculo cardiaco se llaman **miocitos.** La coordinada acción de los miocitos causa la contracción normal del corazón.

El proceso que lleva a la inactivación de los miocitos es la **"degeneración miocítica".**

La pérdida de contracción adecuada de los miocitos debilita la contracción del corazón. Es la **insuficiencia cardiaca congestiva.**

Figura 10. Infiltración grasa del miocardio

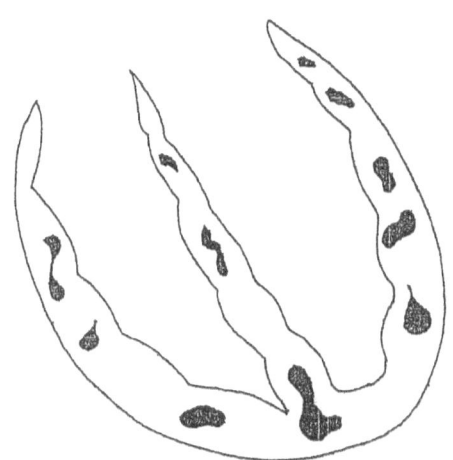

FALLA CARDIACA CONGESTIVA Y ATEROSCLEROSIS DE LAS ARTERIAS CORONARIAS (Por favor, vea la página siguiente)

FALLA O INSUFICIENCIA CARDIACA CONGESTIVA, OBESIDAD, Y DIABETES

La diabetes acarrea un riesgo de insuficiencia cardiaca 5 veces arriba de lo normal. Causa disfunción de los miocitos y la **cardiomiopatía diabética (e insuficiencia cardiaca).**

Cuanto más severo es el estado diabético, más serio es el daño cardiaco.

La diabetes también puede ocasionar dolores de pecho y falla cardiaca afectando los grandes o pequeños vasos coronarios. Estos últimos no son identificados en el angiograma coronario que sólo visualiza anormalidades de las arterias coronarias de mayor tamaño.

Los cambios en las arteriolas más pequeñas del corazón representan trastornos de la microcirculación y se conoce como la micropatia coronaria.

Resumiendo:

La insuficiencia cardiaca del diabético resulta de la disfunción del músculo cardiaco, de la obstrucción de las arterias coronarias de mayor calibre (visibles en el angiograma coronario) y/o la disfunción de las arterias coronarias de menor calibre (no visibles en el angiograma coronario).

FALLA O INSUFICIENCIA CARDIACA CONGESTIVA, OBESIDAD SEVERA, E HIPERTENSIÓN

La hipertensión en el sistema arterial sobrecarga al corazón. ¿Por qué? Esta es la explicación:

La hipertensión arterial es el resultado de una constricción generalizada de las arterias del cuerpo. La constricción de las arterias aumenta la presión dentro de ellas. Cierre su puño, apriételo, y verá cómo aumenta la presión en su mano. Lo mismo le sucede al sistema circulatorio.

Si en lugar de constricción las arterias se dilatan, la presión baja.

Ahora bien, retornemos a la contracción arterial generalizada que causa hipertensión. La bomba cardiaca (el ventrículo izquierdo) lógicamente tendrá que hacer un esfuerzo más grande para emitir la sangre durante cada latido o contracción. Pasado un tiempo (que puede ser de años), el ventrículo izquierdo se cansa, se rinde, y se debilita. El corazón aparece fláccido y agrandado. Esto es conocido como la **cardiomiopatía hipertensiva.**

La frecuente coexistencia de aterosclerosis coronaria, diabetes e hipertensión complica la situación y facilita la insuficiencia cardiaca.

FIBRILACIÓN AURICULAR

Es un ritmo anormal frecuentemente observado en la práctica médica en personas delgadas pero más prevalente en individuos obesos.

Es una contracción desorganizada de las aurículas que produce un tembleque en lugar de una sola contracción como ocurre en condiciones normales. Resulta de enfermedad coronaria y muchas otras dolencias cardiacas.

¿Recuerda que mencionamos que en la obesidad mórbida hay un aumento del volumen sanguíneo el cual dilata y sobrecarga al corazón? Bien, la fibrilación auricular resulta de la dilatación de la aurícula izquierda.

Esta arritmia puede ser temporaria o permanente.

Uno de los problemas que la fibrilación auricular es capaz de causar es la formación de coágulos en las cavidades auriculares. ¿Por qué se forman coágulos? Porque la sangre circula más lentamente adentro de la aurícula izquierda durante la fibrilación que durante las contracciones normales. La sangre queda un poco "estacionada" y esto facilita la formación de coágulos.

Si uno de estos coágulos se libera de la aurícula, pasa al ventrículo izquierdo y de aquí a la circulación arterial. Esta apunta a todo los órganos del cuerpo humano. El coágulo recorre una trayectoria impredecible y se ubica, caprichosamente, en la arteria que se le ocurre.

Una vez que el coágulo sale del ventrículo izquierdo, ni él mismo sabe adonde parará. Si lo hace en la arteria del bazo, el paciente tiene un dolor abdominal en el cuadrante superior izquierdo del abdomen y luego de unas horas se siente mejor. Sin embargo, si el coágulo aterriza en el cerebro, produce un accidente cerebrovascular (habla defectuosa, parálisis de una mitad del cuerpo, etc). El daño neurológico dependerá del tamaño del coágulo y de la zona del cerebro afectada.

Coágulos despedidos del ventrículo izquierdo se llaman émbolos. Como son enviados a la circulación del sistema arterial, el fenómeno es llamado **embolización sistémica.**

Figura 11. Ritmo cardiaco normal

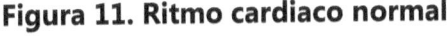

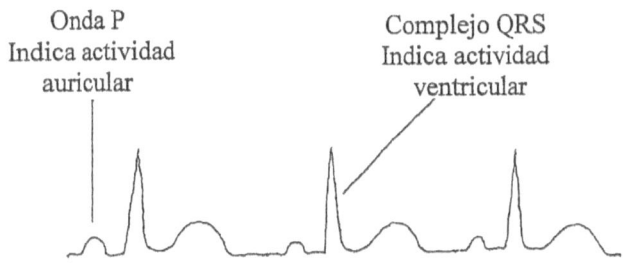

La onda P refleja la actividad normal de la aurícula y su contractilidad. Una contracción auricular lleva a una contracción ventricular. Note la regularidad del ritmo.

Este ritmo normal se llama **ritmo sinusal** porque se origina en una zona de la aurícula derecha llama el "nódulo sinusal". Esta es una pequeña batería que origina el estimulo eléctrico que será conducido por una serie de "cordones" eléctricos al resto del corazón. Estos cordones se conocen como el **"sistema de conducción cardiaca"**

Figura 12. Fibrilación auricular

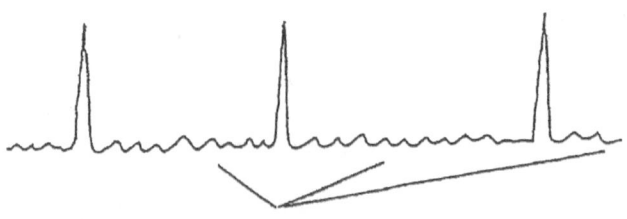

Ondas fibrilatorias de la aurícula

Note la ausencia de ondas P quienes han sido reemplazadas por ondas múltiples pequeñas ondas que representan el "temblequeo" de las aurículas, y la irregularidad del ritmo.

ARRITMIAS MALIGNAS Y MUERTE SÚBITA

Excesivo tejido graso lleva a la atrofia de células del músculo cardiaco y a la falla cardiaca. Cordones adiposos invaden al músculo cardiaco como una tela de araña, infiltrando el sistema de conducción y causando todo tipo de trastornos del ritmo.

Las arritmias varían desde algunas que son insignificantes hasta otras que no lo son, y producen palpitaciones, desmayos, o dificultad respiratoria, y en casos graves pueden ser fatales.

El estudio de Framingham estimó que la incidencia anual de muerte súbita en hombres y mujeres obesas fue aproximadamente 40 veces más alta que las muertes súbitas de origen no explicado en la población de gente con peso normal.

En el caso específico de obesidad severa en hombres, hubo de 6 a 12 veces más de mortalidad con respecto a hombres de peso normal. Individuos obesos que lucen estables también tienen una incidencia mayor de muerte súbita, aún cuando no muestren evidencia alguna de disfunción cardiaca.

Figura 13. Taquicardia ventricular

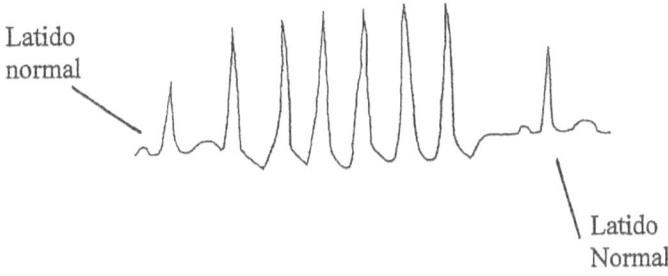

Latido normal

Latido Normal

Si ésta no es corregida lleva a la Fibrilación Ventricular

Figura 14. Fibrilación Ventricular

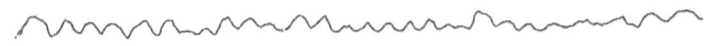

Si ésta no es corregida lleva al deceso

Figura 15. Un latido "terminal" seguido por paro de toda actividad cardiaca. Asistolia

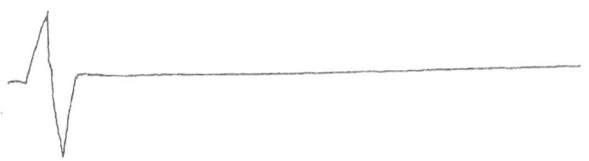

EL INTERVALO QT

El electrocardiograma normal muestra actividad eléctrica de las aurículas (ondas P) y de los ventrículos (intervalo QT).

Un porcentaje significativo de enfermos con obesidad mórbida tienen una prolongación anormal del intervalo QT. Esto es importante a causa de que el intervalo QT prolongado es un reconocido factor de riesgo para arritmias peligrosas y muerte súbita.

Figura 16.

A- Intervalo QT normal   **B- Intervalo QT prolongado**

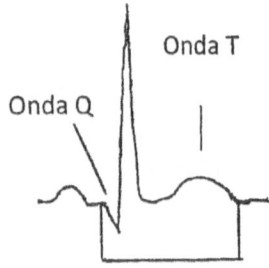
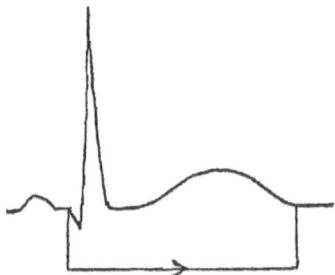

ENFERMEDAD ATEROSCLERÓTICA DE LA ARTERIAS CORONARIAS

Para información adicional sobre aterosclerosis, por favor, vea el capítulo 3.

Las placas ateroscleróticas en las arterias coronarias se desarrollan durante un período de tiempo, a veces décadas. A veces comienzan en la infancia como depósitos grasos, llamados **estrías adiposas,** y crecen lentamente haciéndose más gruesas debido a la acumulación de calcio y otras sustancias que finalmente constituyen la **placa aterosclerótica.**

Estas placas varían en tamaño y bloquean parcial o totalmente a las arterias coronarias. Pueden ser silenciosas y no causar síntomas de ningún tipo. O causan opresión en el pecho (angina de pecho) o dolor intenso que se acompaña de dificultad respiratoria, intensa fatiga, sudoración profusa, naúseas, vómitos, o desmayo, síntomas que anuncian el infarto de miocardio.

Figura 17. Infarto de miocardio

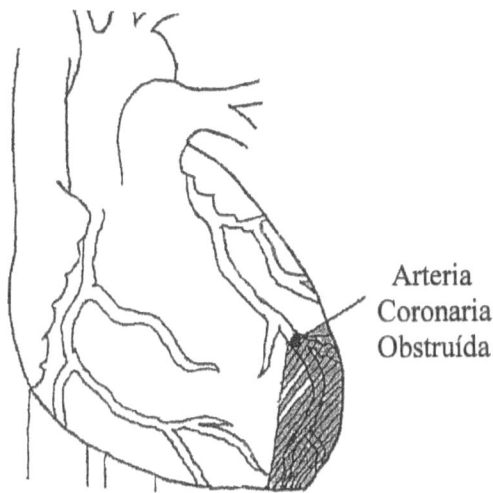

Arteria
Coronaria
Obstruída

Millones de individuos tienen estas placas de distinto tamaño dentro de sus arterias coronarias y lo ignoran.

Las placas pueden ser no obstructivas u obstructivas. Las primeras indican un bloqueo del 50% o menos de la arteria. Se consideran "obstructivas" a las que ocluyen más del 50% de la arteria coronaria y son aún más significantes cuando llegan a bloquear el 75% o más de la arteria.

Todas las placas ateroscleróticas coronarias, obstructivas y no-obstructivas, son trascendentes.

Las placas obstructivas son generalmente más duras que las no-obstructivas y reducen el abastecimiento de sangre al músculo cardiaco. Un esfuerzo físico o mental, hace que el músculo del corazón requiera más sangre. Si éste no recibe lo que necesita puede ocurrir el infarto.

Las placas no obstructivas que lucen pequeñas, benignas, e inocentes, pueden transformar un luminoso día en una tormenta con truenos y relámpagos: Como son blandas y no contienen mucho calcio, son más frágiles y se quiebran más fácilmente que las placas duras.

Muchos infartos resultan de la erosión de una placa suave y pequeña que al fracturarse, origina una reacción local de acumulación de plaquetas y otras sustancias que forman un coágulo que obstruye la arteria.

Dos estudios de investigación, el Framingham Heart Study y el Manitova Study, después de observar enfermos obesos por veintiséis años, documentaron que la obesidad es un factor predictivo independiente de enfermedad cardiovascular, particularmente en mujeres. Esta asociación es más pronunciada en gente menor de 50 años.

Un IMC (Índice de Masa Corporal) alto está decididamente asociado con el infarto de miocardio y la muerte súbita.

Ahora bien: cuando decimos que la obesidad está asociada con aterosclerosis avanzada (lo que es cierto), no queremos decir que todos los individuos obesos tienen alto grado de riesgo cardiovascular.

Los que acarrean factores de riesgo cardiovascular tales como niveles altos de colesterol o triglicéridos, o apolipoproteína B, altos niveles sanguíneos de fibrinógeno y/u otros factores que facilitan la coagulación intravascular, o tienen elevados niveles de la Proteína C Reactiva, son particularmente susceptibles al desarrollo de enfermedad coronaria.

La distribución de la adiposidad corporal tiene su propia importancia. Una preponderancia abdominal se asocia no solamente con una mayor incidencia de enfermedad de las arterias coronarias, sino con arteriosclerosis de las arterias carótidas también.

ENFERMEDAD CARDIOVASCULAR HIPERTENSIVA

La hipertensión es una enfermedad traicionera. Apropiadamente, se la ha llamado "el asesino silencioso". Puede afectar a una persona por décadas sin producir ningún tipo de síntomas. Luego, comienzan a aparecer las complicaciones.

Las arterias del cuerpo humano tienen una presión adentro de ellas que no debería ser más alta de 120/80. El número de arriba representa la presión sistólica (120 mmHg) y se debe a la emisión de sangre por el ventrículo izquierdo con cada latido del corazón. La presión de abajo (80 mmHg) es la presión diastólica. Esta es la presión que existe en el sistema arterial no cuando el corazón se contrae sino cuando se relaja.

Ambas presiones, la sistólica y la diastólica son peligrosas y pueden causar daño a las arterias.

La hipertensión acelera el proceso de arteriosclerosis y ateroesclerosis. (Por favor, revise la definición de estos conceptos en el Índice). Sus daños se reflejan en múltiple territorios vasculares, preferencialmente en el corazón, cerebro, y riñones. Esta amplia distribución de anormalidades vasculares es lo que ha llevado a la definición de **enfermedad hipertensiva cardiovascular.**

Las complicaciones de la hipertensión son alarmantes. Se paga un precio alto por no controlarla: accidentes cerebrales vasculares, infartos al cerebro y al corazón, insuficiencia cardiaca congestiva, arritmias que pueden ser fatales, falla renal que puede terminar en diálisis o riñón artificial, hemorragias en la retina con pérdida de la vista. Además, puede causar disfunción sexual (impotencia).

La obesidad mórbida está asociada con la hipertensión. Esta es una de las múltiples razones que justifica la corrección de la obesidad mórbida.

¿CÓMO SE DEBE ACTUAR PARA TENER ÉXITO Y COMBATIR LA OBESIDAD MORBIDA?

1- **Posea el deseo, la voluntad de aprender**
2- **Proceda con el aprendizaje**
3- **Aplique de manera práctica lo que asimiló**
4- **Cuente con la fuerza de voluntad, convicción, disciplina, y consistencia para implementar las medidas que correspondan de manera permanente**

Si usted piensa que todo esto es difícil, también piense que el no poder respirar, o estar postrado en una cama o silla de ruedas para siempre, no es nada fácil tampoco.

Si usted sufre de obesidad mórbida, debe entablar una carrera entre su enfermedad y sus posibles soluciones. Haga todo lo posible por ser el ganador.

CAPÍTULO 3

OBESIDAD MÓRBIDA, ENFERMEDAD VASCULAR, Y COÁGULOS: SU CONOCIMIENTO CONTRIBUYE A PREVENIRLOS

Los que trabajan en la oscuridad, pasan más desapercibidos.

Y esto es precisamente lo que le ocurre a las arterias afectadas por la arterioesclerosis, un proceso difuso que ataca a vasos sanguíneos de distintas zonas en el cuerpo.

Las placas arterioscleróticas son indolentes, traicioneras. Y silenciosas, claro está, hasta que dejan de serlo.

La lesión básica aterosclerótica es un foco de colesterol y otras substancias que se han acumulado en la capa interior de las arterias. Este fenómeno puede comenzar a muy temprana edad (infancia), formando placas delgadas y suaves, llamadas "estrías adiposas".

Con el pasar de los años, estas crecen y se engruesan. Depósitos de calcio las endurecen. Si usted las tocara con su dedo notaría la consistencia de una piedra.

Los obesos tienen propensión a desarrollar la arteriosclerosis. Las placas ateroscleróticas pueden causar problemas cuando:

1- **Son grandes y duras** y obstruyen la arteria significantemente, o,

2- **Son pequeñas y blandas,** no obstruyen la arteria significantemente pero tienden a fracturarse más fácilmente. Este proceso genera sustancias en la sangre que conducen a la formación aguda de un coágulo que bloquea la arteria completamente

Figura 18.

A- Placa aterosclerótica obstructiva, dura

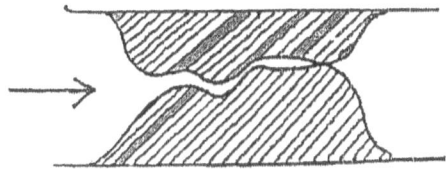

B- Placa aterosclerótica blanda, con fisura y formación de coágulo

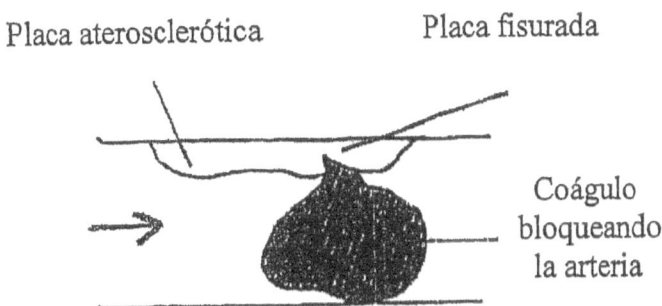

Placa aterosclerótica   Placa fisurada

Coágulo bloqueando la arteria

ENFERMEDADES DEL SISTEMA ARTERIAL ASOCIADAS CON OBESIDAD MÓRBIDA

ENFERMEDAD CEREBRO-VASCULAR

El flujo de sangre al cerebro puede comprometerse temporaria o permanentemente.

La deficiencia temporaria de flujo sanguíneo es conocida como **"isquemia cerebral temporaria"**. Dura minutos a horas. Se experimentan trastornos visuales, del habla, debilidad de un brazo, la pierna, o ambos, episodios de confusión y desorientación.

Cuando el bloqueo de una arteria cerebral o la carótida es significante, el flujo de sangre al cerebro se interrumpe y el resultado es un **"accidente cerebro-vascular"(ACV).** Éste también puede ocurrir por el desprendimiento de una partícula de una placa ulcerada en la arteria carótida que viaja hacia el cerebro.

Resumiendo: Hay dos tipos de ACV

A- **Infarto cerebral cuando la arteria cerebral o carótida se obstruye**

B- **Hemorragia cerebral cuando una arteria cerebral se rompe**

Bloqueo de una arteria intracerebral por placa aterosclerótica

Figura 19. Infarto cerebral

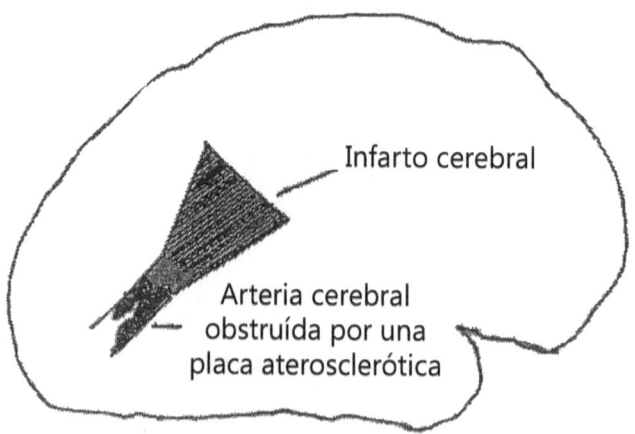

Figura 20. Bloqueo de la arteria carótida (en el cuello) debido a una placa aterosclerótica gruesa

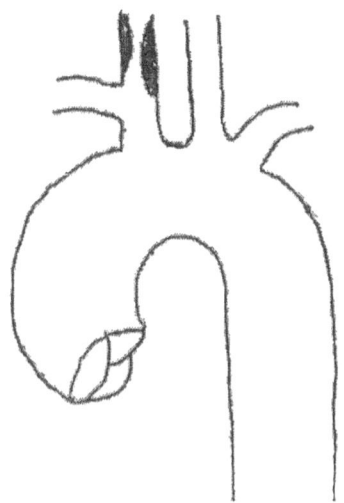

Una **hemorragia cerebral** sucede cuando una arteria cerebral revienta. Esto característicamente ocurre cuando se rompe un aneurisma cerebral o en estados hipertensivos, sobre todo cuando se acompañan de excesivo consumo de alcohol

Figura 21. Hemorragia Cerebral

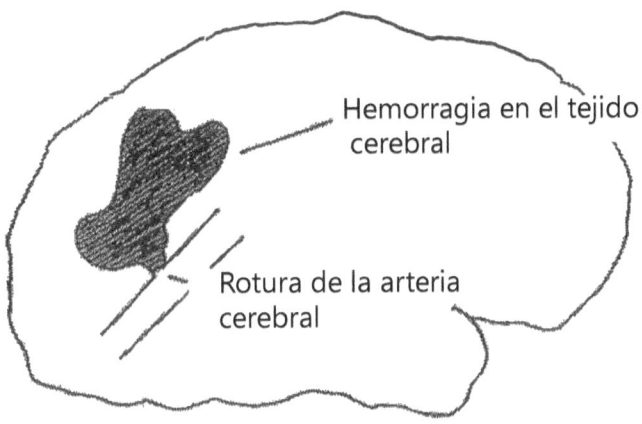

Hemorragia en el tejido cerebral

Rotura de la arteria cerebral

Los trastornos vasculares cerebrales con deficiencias temporarias o permanentes se los llaman **accidentes vasculares cerebrales.**

ANEURISMAS TORÁCICOS Y ABDOMINALES

El aneurisma es una dilatación focal de una arteria.

Los aneurismas pueden formarse en numerosas arterias. Los aneurismas de la aorta torácica y abdominal están vinculados a la obesidad, aunque también ocurren en personas delgadas. Se desarrollan preferentemente en hipertensos descontrolados por muchos años. El tabaquismo mucho contribuye, echando más leña al fuego.

Los aneurismas demandan atención especial ya que pueden aumentar de tamaño, sin que el paciente reconozca su presencia. Cuando se descubren es porque el paciente tiene dolores abdominales o de la zona lumbar (columna vertebral baja), o porque se le ha hecho un ultrasonido abdominal por otra enfermedad y se encuentra el aneurisma por casualidad, o porque el médico nota una masa dura al palpar el abdomen con su mano.

Hay que descubrir el aneurisma antes que se rompa. Cuando esto sucede, la condición es crítica, y no queda tiempo ni para rezar.

Figura 22.

A- Aorta abdominal normal   **B- Aneurisma de la aorta abdominal**

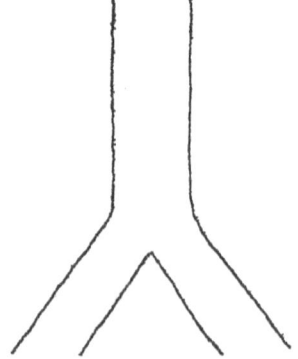
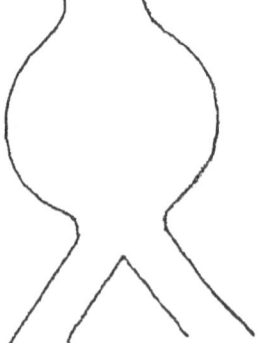

LOS ANEURISMAS DE LA AORTA PUEDEN DAR SORPRESAS MUY DESAGRADABLES

La obesidad abdominal no permite la detección de un aneurisma aórtico por la mano palpadora del médico.

Pacientes de 65 años o de más edad (obesos o no) con un extenso historial de tabaquismo e hipertensión, deben ser sospechados de tener un AAA. El ultrasonido aórtico lleva unos pocos minutos y establece el diagnóstico.

INSUFICIENCIA VASCULAR MESÉNTERICA (O DEL INTESTINO)

Cuando la arteria que provee sangre al intestino se angosta marcadamente o se bloquea por un coágulo que viajó del corazón o una placa aterosclerótica que creció en sus paredes, el paciente se lamenta de dolor abdominal.

Cuando la oclusión de la arteria es aguda. lleva al infarto del intestino, bacterias dentro del intestino se filtran hacia la cavidad abdominal y producen peritonitis. O sea, para evitar esta complicación, cirugía con extirpación del segmento intestinal afectado es necesaria.

BLOQUEO (TAMBIÉN LLAMADO ESTENOSIS) DE LA ARTERIA RENAL

Una placa aterosclerótica bloquea la arteria renal. El riñón que no recibe sangre genera substancias que contraen las arterias de todo el cuerpo, lo que se traduce en hipertensión.

Este tipo de hipertensión no responde siempre bien a las medicinas antihipertensivas, pero puede mejorarse o curarse eliminando el bloqueo de la arteria renal.

Hasta hace pocos años, se llevaba a cabo una operación con incisión abdominal para lograrlo. Actualmente, el tratamiento se simplifica usando un stent, como se hace en otras partes del cuerpo humano (arterias coronarias, carótidas, entre otras).

Figura 23. Estenosis (bloqueo) de la arteria renal

Placa que obstruye la arteria renal

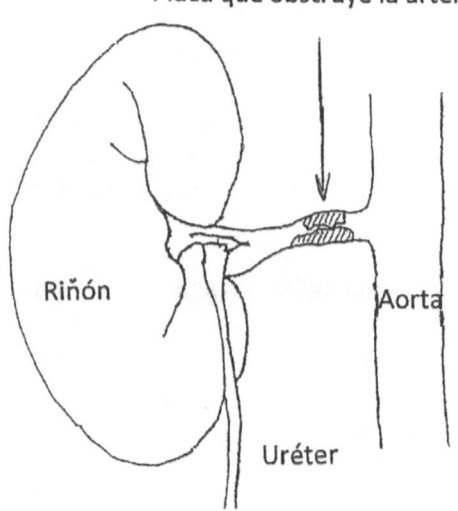

Riñón

Aorta

Uréter

ARTERIAS ILÍACAS-FEMORALES Y DE LAS EXTREMIDADES INFERIORES

Pueden bloquearse debido a:

Una placa aterosclerótica o coágulos provenientes de la aurícula o el ventrículo izquierdo

A- Placa   **B- Coágulo**

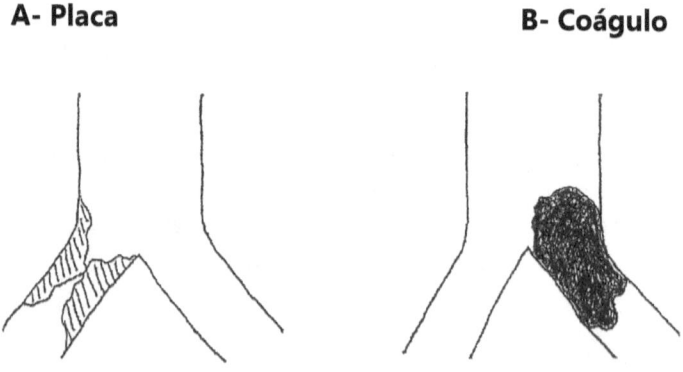

Figura 24. Bloqueo de la arteria ilíaca (en la ingle)

La oclusión de la arterial ilio-femoral o de las extremidades inferiores puede causar dolor en la pantorrilla, y a veces también en el muslo o la nalga. Esta molestia aparece al caminar y se llama **claudicación intermitente.** El dolor se calma al descansar.

La deficiencia circulatoria de las arterias que llevan sangre a las extremidades inferiores conduce a trastornos del pie, como dolor, úlceras, infecciones, y gangrena.

DISFUNCIÓN SEXUAL Y FALLA ERÉCTIL DEBIDO AL BLOQUEO DE LAS ARTERIAS DEL PENE

ENFERMEDADES DEL SISTEMA VENOSO

Las venas son conductos que trasportan sangre al corazón.

El daño de la pared interior de la vena activa elementos pro-coagulantes que circulan en la sangre, lo cual forma un coágulo. El proceso se llama **trombosis** y el coágulo formado, **trombo.**

Las venas poseen válvulas. Su incompetencia conduce al reflujo de sangre lo que se conoce como **insuficiencia venosa.** Este reflujo se extiende de las venas profundas a las superficiales las cuales se distienden y se hacen visibles. Son las comunes **venas varicosas.**

La distensión de las venas causa hinchazón local. El reflujo crónico que afecta a las venas superficiales aumenta la presión venosa. Esta exuda líquido afuera de las venas y lleva al **edema.**

Esta deficiencia de circulación venosa, y el estacionamiento y lentitud de la circulación venosa en las piernas conduce a cambios de la piel (quiebras y úlceras).

La formación de un coágulo dentro del sistema venoso se llama TVP **(trombosis venosa profunda o tromboflebitis profunda).**

La obesidad está asociada con inmovilidad. Esta reduce la velocidad de la corriente venosa sanguínea (estasis), causa daño local en la pared de las venas y predisposición a la formación de un coágulo. Este puede permanecer atado a la pared de la vena o liberarse y viajar por el sistema venoso. Al desprenderse de la vena que lo formó, su itinerario por la vena cava inferior lo lleva a la aurícula y el ventrículo derecho y de aquí al pulmón. Es el **embolismo pulmonar.**

A veces, un sólo coágulo viaja al pulmón. Otras veces lo hacen repetidos coágulos. Los síntomas y las consecuencias dependen de su tamaño. Los pequeños causan dolor de pecho en un costado que aumenta con la respiración profunda. El pulso se acelera y hay dificultad respiratoria. Numerosos coágulos pequeños pueden sobrevivirse. Uno grande puede ser inmediatamente fatal.

Un coágulo en la vena del muslo o la pierna puede ser silencioso. Si se acompaña de inflamación de la vena el paciente se queja de dolor en la pantorrilla o el muslo e hinchazón.

El ultrasonido venoso documenta la presencia del coágulo. El paciente debe ser anticoagulado para evitar el aumento de su tamaño, la formación de otros coágulos, y sobre todo, que no se desprendan de la pared venosa.

Figura 25.

A- Vena normal

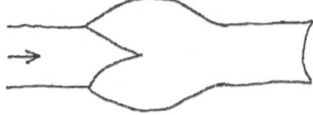

B—Coágulo venoso (trombo)

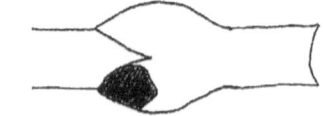

C—Propagación de un trombo

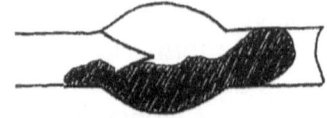

LA OBESIDAD Y EL LINFEDEMA

El sistema linfático consiste en un sistema de vasos extendidos por todo el cuerpo humano que tienen la finalidad de transportar líquido de los tejidos y drenarlo en el sistema venoso.

En los tejidos normales la linfa circula entre las células, colecta los residuos de la irrigación de los órganos y los canaliza hacia las venas.

Esta actividad normal puede ser disturbada por la obesidad. Células grasas aumentan en número y tamaño y generan más actividad celular y la consecuente necesidad de remover los productos de desecho de esas células. Los vasos linfáticos no se ven capacitados en números suficientes para disponer de esos desperdicios. Estos quedan estacionados y aumentan la presión dentro de los vasos linfáticos. Su líquido interior se exuda y las piernas (y a veces los muslos) se hinchan.

El edema por insuficiencia venosa deja una impresión cuando se presiona por el dedo examinador. El edema del linfedema es de consistencia más dura y resistente.

COÁGULOS VENOSOS Y ARTERIALES

DISPAROS DISPARATADOS DEL SISTEMA CIRCULATORIO

Los coágulos viajeros en la circulación son tan impredecibles como los sitios en donde aterrizan.

La coagulación de la sangre es un proceso que salva vidas. Cuando existe un sangramiento en cualquier parte del cuerpo, la formación de un coágulo es una bendición que debe apreciarse en toda su magnitud. Si no se produjera, continuaríamos sangrando, y esto llevaría a un desastre. Este coágulo protector se forma **afuera** de la arteria.

Por otra parte, cuando un coágulo se forma **adentro** de una arteria, una vena, o de las cavidades del corazón, no estamos en presencia de una acontecimiento feliz sino de una preocupación. No todos los coágulos crean problemas y muchos de los trastornos que generan pueden solucionarse con tratamiento medico. **Pero hay que prestarles atención.**

El mejor tratamiento de un coagulo es su prevención. Los médicos y cirujanos siempre tienen en sus mentes la posibilidad de coágulos. Es una preocupación constante y sin duda, justificada.

Cuando un coágulo se desarrolla en una vena de la pierna, por ejemplo, y se queda pegadito ahí mismo, sin moverse, la vida continúa sin mayores trastornos o preocupaciones. Esta tranquilidad se esfuma cuando el coágulo se libera de la pared venosa y viaja de la pierna hacia el norte hasta alcanzar el pulmón.

En líneas generales, el daño producido por los coágulos depende de su tamaño y el órgano que alcanzó.

Los coágulos viajeros venosos o arteriales producen enfermedades muy distintas, como veremos. Tienen en común lo siguiente: ambas categorías generan problemas muy importantes, y a menudo, críticos.

¿EN DÓNDE SE FORMAN LOS COÁGULOS?

Los coágulos pueden formarse dentro de cualquiera de las cavidades cardiacas (aurículas y ventrículos), arterias, y venas.

Un coágulo que se formó dentro de la aurícula o el ventrículo izquierdo que se desprende, puede dirigirse hacia el cerebro, y causar una parálisis de la mitad del cuerpo, u otros trastornos neurológicos. Si alcanza y bloquea una arteria intestinal el enfermo sufre un dolor abdominal agudo, si llega al bazo, el dolor estará más localizado en la parte izquierda superior del abdomen; si la arteria de una pierna o el pie se ocluye, la zona palidece (por la falta de sangre) y duele.

Coágulos liberados en el sistema arterial representan **embolización sistémica.**

O sea:

Coágulos desprendidos de una vena terminan en el pulmón (o los pulmones, si son varios).

Es el embolismo pulmonar. Un coágulo pequeño trae dolor de pecho y pulso rápido, pero las defensas naturales del organismo pueden disolverlo. Un coágulo grande es de gravedad.

Coágulos que se desprenden de la aurícula o el ventrículo izquierdo tienen un destino impredecible. **Es el embolismo sistémico.** Viajan por el sistema arterial. Se detienen en cualquier lugar: cerebro, riñón, bazo, intestino, brazos, piernas, entre otros destinos.

Si quiere llamar a este disturbio "la ruleta rusa", le doy la razón.

Existe otra forma viajera de los coágulos venosos que llegan a la aurícula derecha y en lugar de ir al ventrículo derecho y el pulmón, van de la aurícula derecha hacia la aurícula izquierda a través de un defecto congénito del tabique interauricular. Al atravesar esta abertura los coágulos alcanzan las cavidades izquierdas del corazón y tienen acceso al sistema circulatorio arterial y se dirigen al cerebro o a cualquier otro órgano. Este fenómeno se conoce como **embolización paradójica.**

Tanto los coágulos viajeros (embolizantes) arteriales como los venosos requieren terapia con anticoagulantes.

El propósito de las drogas anticoagulantes es EVITAR:

a- **Que el coágulo aumente su tamaño**
b- **La formación de coágulos adicionales**
c- **Que el coágulo se desprenda y circule en la corriente sanguínea**

Resumiendo:

La obesidad mórbida está asociada con enfermedad de las arterias coronarias, enfermedad cardiovascular hipertensiva, insuficiencia cardiaca, infartos de miocardio, dilatación de las cavidades del corazón, fibrilación auricular, arritmias peligrosas, muerte súbita, y coágulos en las venas de las extremidades inferiores que pueden ir al pulmón y coágulos en las cavidades cardiacas que pueden desprenderse y ser expulsados hacia la circulación arterial y de aquí, afectar a uno o varios órganos vitales.

Para evitar la formación de coágulos venosos o arteriales, la corrección de la obesidad mórbida es indispensable.

Las necesidades básicas y los requerimientos esenciales para obtener y mantener una buena salud, no son asuntos negociables.

CAPÍTULO 4

EL TRACTO RESPIRATORIO Y LA OBESIDAD MÓRBIDA LA APNEA DEL SUEÑO Y LA ENFERMEDAD PULMONAR

Los pacientes con obesidad mórbida tienen dificultad para respirar con moderados esfuerzos físicos. El 10% de ellos la sufren de manera severa.

La insuficiencia respiratoria en el individuo obeso se debe a dos tipos de anormalidades:

1- **La apnea obstructiva del sueño**
2- **La hipoventilación**

La combinación de 1—y 2—representa una forma grave de insuficiencia respiratoria, y es llamada el "síndrome de Pickwick", el cual representa la asociación de obesidad, excesiva somnolencia, y retención de dióxido de carbono.

El nombre "Pickwick" se originó en un personaje de la novela de Charles Dickens *(The Pickwick Papers)*. Un joven llamado Joe tenía todos los síntomas clásicos de esta dolencia, y así pasó a la historia.

Existen otras enfermedades pulmonares que puede sufrir una persona con obesidad mórbida, y revisaremos las más importantes al final de este capítulo.

La corrección quirúrgica de la obesidad mejora mucho o corrige la insuficiencia respiratoria que se asocia con ella. Los volúmenes pulmonares se expanden, mejora la oxigenación de la sangre y se reduce la retención de dióxido de carbono, cuya acumulación representa un signo de falla respiratoria.

La insuficiencia severa respiratoria demanda un tratamiento agresivo de la obesidad mórbida.

LA APNEA OBSTRUCTIVA DEL SUEÑO: EL CAMBIO DE UNA RESPIRACIÓN RUIDOSA HACIA UN SILENCIO DISTURBANTE

Es más fácil encontrar algo cuando se sabe lo que se busca.

Muchos pacientes nunca le dicen al médico que roncan al dormir y que se duermen fácilmente durante el día. Con frecuencia el enfermo no comunica al médico los síntomas de la apnea del sueño. No menciona que su sueño es interrumpido, que ronca durante la noche y que tiende a dormirse espontáneamente durante el día, mirando televisión, leyendo, o más preocupantemente, cuando conduce su automóvil.

Una de las razones que explica ese silencio es que el paciente no sabe qué es la apnea del sueño y cuales son sus síntomas.

Los pacientes que viven solos no tienen a nadie que los observe y note el ruido de su respiración o incluso los disturbantes períodos de paro respiratorio que también pueden ocurrir.

La apnea del sueño no se diagnostica tantas veces como sería deseable y necesario. Usted se sorprendería al ver cuantas veces esta condición permanece desapercibida.

Las preguntas adecuadas al paciente son las siguientes:

1- **¿Tiene usted un sueño interrumpido durante la noche?**
2- **¿Produce ronquidos mientras duerme?**
3- **¿Su marido, esposa, o compañero/a ha visto cesar sus movimientos respiratorios por unos momentos?**
3- **¿Se siente somnoliento y tiende a quedarse dormido durante el día?**

Un pequeño ronquido no asociado con disrupción del sueño puede ser causado por la desviación del tabique nasal, **pero cualquier persona que detiene su respiración durante más de diez segundos sufrió un episodio de APNEA.**

Muchas personas muy obesas dejan de respirar mientras duermen. **Esto resulta de la obstrucción de las vías respiratorias altas. La condición se conoce con el nombre de apnea obstructiva del sueño (AOS).**

La razón por la que estos pacientes se duermen durante el día es porque a la noche tienen dificultad respiratoria y un sueño muy interrumpido. La somnolencia que resulta puede tener serias consecuencias, particularmente, cuando el afectado tiene un trabajo de gran responsabilidad (control de tráfico aéreo, conducción de transportes públicos, trabajos de seguridad).

Los que padecen de AOS experimentan más absentismo en la fuerza laboral, alta incidencia de divorcio, y mayor número de accidentes de vehículos.

FACTORES QUE CONTRIBUYEN A LA APNEA OBSTRUCTIVA DEL SUEÑO (AOS)

1- La obesidad es uno de los factores de riesgo más importantes para desarrollar la AOS

La causa de la obstrucción respiratoria es la cantidad de tejido adiposo (graso) acumulada en el cuello, particularmente los paquetes grasos que rodean a la laringe.

Durante el sueño, los músculos responsables por la dilatación y constricción de las vías respiratorias disminuyen su tono y el proceso de apertura y cierre del tracto respiratorio es deficiente.

La gordura del cuello es un buen indicio para sospechar la presencia de AOS. La obesidad abdominal pronunciada también correlaciona con la AOS.

2- La postura horizontal reduce la apertura de los conductos respiratorios altos

3- Las personas obesas que sufren de AOS a menudo tienen una lengua de mayor tamaño (macroglosia) que la de los individuos con peso normal

4- Hinchazón de las vías respiratorias altas debido a acumulación de líquido (edema) causado por las vibraciones de las cuerdas vocales

5- **La edad.** La AOS aumenta con la edad.

6- **Sexo.** Entre las personas de mediana edad, el riesgo de AOS, es de 3-4 más alto en los hombres que en las mujeres.

7- **Problemas genéticos y anormalidades máxilo-faciales.** Independientemente de la obesidad, existe una incidencia familiar de la AOS. Se afecta la configuración de la estructura máxilo-facial (mandíbula-cara) y hay deficiente oclusión de la mandíbula.

8- **Grandes amígdalas y adenoides**

9- **Alto arco del paladar**

10- **Obstrucción nasal debido a pólipos o tabique desviado**

Nota: Los puntos 7, 8, 9, y 10 pueden causar ASO in pacientes que no son obesos

CAMBIOS EN LA CONCENTRACIÓN DE LOS GASES ARTERIALES

La respiración normal se expresa por una concentración normal de oxígeno y dióxido de carbono en muestras de sangre arterial.

Cuando existe enfermedad pulmonar como la neumonía, el enfisema, o una bronquitis severa, la concentración de oxígeno en la sangre arterial disminuye **(hipoxemia).**

En algunos casos, se eleva la concentración de dióxido de carbono **(hipercapnia).**

La combinación de hipoxemia e hipercapnia produce disrupción del sueño, y cuando es severa, puede causar el arresto o paro cardiaco.

SÍNTOMAS QUE INDICAN TRASTORNOS DEL SUEÑO

a- **Ronquidos**

b- **Somnolencia durante el día**

c- **Dificultad para concentrarse**

d- **Frecuentes interrupciones del sueño durante la noche**

e- **Dolores de cabeza por las mañanas**

f- **Memoria deficiente**

g- **Fatiga**

h- **Disfunción sexual (deseo sexual inhibido y deficiente erección)**

i- **Irritabilidad y mala disposición**

j- **Acidez estomacal**

Nota: Algunos de los mencionados son solamente reconocidos por los parientes, o la persona que comparte el lecho.

¿CÓMO SE DIAGNOSTICA LA AOS?

Se ejecuta un test durante la noche en un laboratorio (polisonografia). Se evalúan los movimientos respiratorios, y se obtienen muestras de sangre arterial para medir la concentración de oxígeno, dióxido de carbono, y la saturación de oxígeno. También se obtiene un electroencefalograma, y se registran los movimientos de los ojos, así también como el flujo de aire a través de la nariz y la boca.

En algunos casos, pacientes que sufren de AOS no muestran anormalidades en estos exámenes. Cuando hay fuerte sospecha que el enfermo pudiera sufrir la AOS, los exámenes pueden repetirse.

Estos estudios no son económicos. **A veces, uno puede estar satisfecho con el diagnóstico de AOS cuando la concentración de oxígeno en la muestra de sangre arterial, durante las horas de la noche, es menor de lo normal.**

TRATAMIENTO DE LA APNEA OBSTRUCTIVA

1- **Pérdida de peso.** Es fundamental. Hay una dramática mejoría de la apnea obstructiva. Con frecuencia, la pérdida de 10 a 20 Kg (22-44 libras) puede mejorar la AOS dramáticamente

2- **Mucho cuidado con el alcohol y los sedantes. Ambos pueden prolongar los episodios de apnea**

3- **El fumar agrava la ASO** por causar inflamación de las vías respiratorias

4- **La posición de decúbito (acostado mirando hacia arriba) perjudica la ASO.** Hay enfermos que se benefician aplicando una pelota de tenis en la espalda para evitar esa posición

5- **Cualquier causa de obstrucción nasal debe ser corregida**

6- **La cPAP** fue introducida en 1981 y fue un tratamiento revolucionario para la AOS. **Ejerce una presión positiva en las vías respiratorias a través de la boca o la nariz evitando el cierre del tubo respiratorio.** La presión que se usa varía de 4 a 20 cm de agua. Su peor inconveniente es el rechazo por muchos pacientes que se sienten incómodos con este dispositivo.

7- **Aparatos ortodónticos** se aplican dentro de la boca y desplazan la mandíbula anteriormente previniendo el colapso de las vías respiratorias. Deben ser usados durante la noche

8- Cirugía

- **Traqueotomía.** Es una abertura creada en la tráquea para permitir el paso del aire a los pulmones, cuando la obstrucción de las vías respiratorias es muy severa y el aire no penetra por las vías normales
- **Resección de la úvula o parte del paladar blando,** con o sin la extirpación de las amígdalas

El tratamiento de la apnea del sueño puede salvar la vida.

DESÓRDENES PULMONARES ASOCIADOS CON LA OBESIDAD MÓRBIDA: EL SÍNDROME DE HIPOVENTILACIÓN (SHV)

La ventilación normal significa la absorción en los pulmones de una cantidad adecuada de oxígeno y la eliminación de una cantidad adecuada de anhídrido carbónico (dióxido de carbono,CO_2).

La hipoventilación es la insuficiente absorción de oxígeno por los pulmones, o que estos retienen más CO_2 de lo que deben. O una combinación de los dos.

El síndrome de hipoventilación es característicamente encontrado en pacientes que pesan más de 350 libras (159 kg)

Los depósitos de tejido adiposo no sólo afectan las vías respiratorias altas causando su colapso, sino que también envuelven a los músculos de la caja torácica, dificultando su función. Esto se traduce en volúmenes de aire reducidos en los pulmones, insuficiente cantidad de oxígeno que el cuerpo recibe y la excesiva retención de CO_2.

Los síntomas del síndrome de hipoventilación incluyen debilidad, mareos, obnubilación mental o el quedarse dormido en el momento no deseado (narcosis). La causa de estas molestias es la acumulación de CO_2 en la sangre.

El síndrome de hipoventilación a veces coexiste con el síndrome de apnea obstructiva respiratoria y puede ser difícil distinguirlos.

Aproximadamente el 75-80% de los pacientes obesos mórbidos que sufren del síndrome de hipoventilación mejoran después de someterse a la cirugía bariátrica.

OTROS PROBLEMAS RESPIRATORIOS ASOCIADOS CON LA OBESIDAD MÓRBIDA

- **Insuficiencia respiratoria.** La densa adiposidad de la caja torácica infiltra y debilita los movimientos respiratorios, la absorción de oxígeno y la liberación de anhídrido carbónico
- **Asma y bronquitis.** La obesidad no causa asma pero la agrava. El reflujo gastro-esofágico, tan frecuente en los obesos, se inhala, sobre todo durante de las horas de la noche, y causa tos crónica (bronquitis) y exacerbaciones asmáticas
- **Enfermedad pulmonar crónica obstructiva.** Es común en los fumadores. El tejido pulmonar se destruye (enfisema)
- **Neumonía.** Una infección pulmonar severa debido a virus o bacteria
- **Embolismo pulmonar.** La obesidad predispone a la formación de coágulos en la pierna que pueden viajar al pulmón. Coágulos pequeños son disueltos por las defensas naturales del organismo. Coágulos grandes pueden ser rápidamente fatales
- **Insuficiencia cardiaca.** Resulta en acumulación de líquido en los pulmones (edema pulmonar)
- **Otras enfermedades cardiacas que pueden causar dificultad respiratoria.** Obstrucción de las arterias coronarias, lesiones de las válvulas cardiacas, infarto de miocardio, cardiomiopatía, arritmias
- **Pobre acondicionamiento físico.**

NOTA: Múltiples causas de dificultad respiratoria pueden coexistir en el mismo paciente

LA TENDENCIA DEL PACIENTE CON OBESIDAD MÓRBIDA A QUEDARSE DORMIDO

La apnea obstructiva del sueño y la hipoventilación causan sueño interrumpido durante la noche y somnolencia durante el día.

Los enfermos obesos también pueden tener otras causas de somnolencia que no tienen nada que ver directamente con la obesidad.

Las siguientes causas de somnolencia deben ser excluídas:

- **Hipnóticos**
- **Abuso de alcohol**
- **Abuso de drogas**
- **Narcolepsia**
- **Somnolencia idiopática (tendencia a dormirse de causa desconocida)**
- **Insomnio**
- **Ocupaciones con turnos nocturnos**

Padecer de un trastorno médico es, en si mismo, un problema que debe resolverse. Pero el sufrir ese trastorno sin saberlo es un anuncio de tiempo tormentoso para su futura salud.

La apnea obstructiva del sueño es común en las personas con obesidad mórbida, pero esta condición no es reconocida y tratada con la debida frecuencia.

CAPÍTULO 5

CIRUGÍA DE OBESIDAD
¿DEBE USTED TENERLA, O NO?

En las situaciones difíciles de la vida, preguntas y respuestas luchan entre ellas compitiendo por la verdad.

Una persona es candidata para someterse a cirugía bariátrica cuando:

1- Tiene un IMC (Índice Metabólico Corporal) de 40 o más, o un IMC de 35 o más, si su obesidad mórbida está asociada con uno o más de los factores de riesgo más importantes, o una dolencia médica que demande la regresión de la obesidad para su mejoría o cura
2- Ha fracasado en previos intentos para perder peso utilizando métodos convencionales, conservadores, y tradicionales (dietas, ejercicios, cambios en su estilo de vida y modificaciones de la conducta)
3- No tiene historial de alcoholismo o de abuso de sustancias, o está completamente rehabilitado/a
4- Tiene un claro conocimiento de los riesgos de la cirugía y los acepta
5- Se compromete, antes de la cirugía, a cambiar radicalmente su estilo de vida, sacrificar muchos alimentos de su preferencia, aceptar las restricciones alimenticias, practicar ejercicios regulares, atender a los exámenes médicos del cirujano o centro bariátrico regularmente para evitar complicaciones nutricionales y de otro tipo, y terapia de grupo, si fuera necesario

6- Tiene una visión realista de lo que puede esperar y no esperar de este tipo de cirugía

7- Califica psicológicamente para la intervención. Esto se determina por una evaluación pre-operatoria

8- No padece de ninguna condición médica, quirúrgica, psicológica o psiquiátrica que contraindique la operación

Un programa de pérdida de peso bien supervisado debería ser ejecutado antes de proceder con la operación. Esto es importante por las siguientes razones:

a- **Es una oportunidad para el paciente de demostrar su capacidad para cumplir con las restricciones alimenticias necesarias después de la cirugía**

b- **Aunque sea pequeña la cantidad de peso que se pierda antes de la operación, ésta contribuye a reducir la incidencia de complicaciones pos-operatorias**

(Por favor, vea más abajo "Consideraciones adicionales para la elegibilidad quirúrgica").

El tratamiento de la obesidad mórbida por dieta, ejercicios, drogas (terapia específica para perder peso), y terapia de modificación de conducta, es generalmente inefectivo. Sólo da resultados en menos del 5% de las personas que hacen el esfuerzo.

La cirugía de obesidad produce un promedio de pérdida de peso de 55 a 97 libras (25 a 44 kg) después de uno a dos años. Los pacientes usualmente pierden el 70% de su exceso de peso en uno a dos años.

La cirugía de obesidad puede mejorar o normalizar dramáticamente muchas de las enfermedades asociadas con la obesidad mórbida. Las dos terceras partes de los tratados con drogas anti-diabéticas orales o insulina no necesitan continuar con estas drogas. La hipertensión se normaliza en el 50% de los enfermos, el reflujo esofágico disminuye, la apnea del sueño no requiere la maquinita nocturna (cPAP), los dolores de espalda baja (lumbares) debido a un disco comprimido mejoran, y la fatiga y dificultad respiratoria pasan a la historia.

La cirugía bariátrica es una revolución de su cuerpo y su mente. Física y psicológicamente, lo transforma en una persona diferente.

HECHOS IMPORTANTES SOBRE LA CIRUGÍA DE OBESIDAD

1- No es una cura para los trastornos de la alimentación, pero ayuda a controlarlos
2- No es cirugía cosmética o plástica. No es para mejorar su aspecto físico sino para vivir una vida más saludable, más larga, y más feliz
3- Es una cirugía considerada "de las grandes" y tiene el potencial de complicaciones serias, incluyendo la incapacidad y la muerte
4- La cirugía bariátrica no es una solución para la obesidad mórbida. Es sólo parte de la solución
5- La cirugía de obesidad representa una decisión de importancia fundamental en su vida. No debería considerarla hasta no haber tratado seriamente métodos menos intensos tales como dietas y ejercicios

¿CUÁNDO LA CIRUGÍA BARIÁTRICA NO DEBERÍA SER LLEVADA A CABO?

A continuación, menciono una lista de razones físicas y psicológicas que descalifican una persona para la cirugía de obesidad.

Algunas de las condiciones que contraindican la operación en un momento determinado, pueden tratarse exitosamente y bajo nuevas condiciones, el paciente puede calificar para ella.

a- **Problemas Cardiacos**

Enfermedad cardíaca severa
Infarto de miocardio reciente
Angina de pecho inestable

b- **Problemas Médicos**

Enfermedades neurológicas serias
Anormalidades severas de la glándula tiroidea
Ansiedad severa (*)
Depresión severa (*)
Bulimia incontrolada
Ataques de comer incontrolados
Historia de anorexia nervosa
Desorden bipolar (maniaco-depresivo) (*)

Esquizofrenia (*)
Otros trastornos mentales

(*) Algunas veces la ansiedad y la depresión mejoran con el tratamiento exitoso de la cirugía de obesidad.

Estados esquizofrénicos y bipolares pueden mejorarse al punto que el enfermo califica para la cirugía bariatrica.

Las disfunciones psiquiátricas y psicológicas requieren un enfoque muy cuidadoso y especial. Consulta con un psicoterapista es requerida antes de proceder con cirugía para perder peso.

CONDICIONES ADICIONALES PARA LA ELEGIBILIDAD OPERATORIA

1- **¿Tiene usted el carácter y la personalidad adecuada para someterse a la cirugía de obesidad?**
2- **¿Está usted en condiciones de comprometerse a vivir de manera radicalmente distinta de el estilo de vida que ha llevado hasta este momento, y sacrificar los alimentos que tanto le atraen, aceptar otros que nunca ha probado, y hacer ejercicios físicos regularmente?**
3- **¿Se ha dado cuenta que los alimentos que usted disfrutó tanto en el pasado, luego de la cirugía, le darían naúseas, vómitos, dolor en la parte superior del pecho, sensación de ahogo, y otros síntomas desagradables?**
4- **¿Entendió claramente que el tratamiento exitoso de la cirugía de obesidad lo convertirá en una persona física, psicológica, y emocionalmente diferente?**
5- **¿Está preparado/a para aceptar o interactuar con las reacciones de "amigos", conocidos, parientes cercanos, parientes más lejanos, marido, esposa, novio/a, o compañero/a sexual?**

EJEMPLO DE OBESIDAD MÓRBIDA Y UNA DISFUNCIÓN PSICOLÓGICA QUE NO DEBERÍA HABERSE TRATADO POR CIRUGÍA

Hace unos años, yo tenía una paciente con un peso excesivo de 180 libras (81,81 Kg). Me pidió que la refiriera a un cirujano de obesidad. Sufría de severa ansiedad crónica y ataques de comer desesperadamente y sin ningún control.

Le dije que no calificaba en ese momento para ningún tipo de tratamiento quirúrgico para su obesidad debido a su inestabilidad psicológica, y recomendé una consulta con un psicoterapeuta. Rechazó mi recomendación y tuvo su deseada operación viajando al norte del país.

Luego de una modesta pérdida de peso inicial, recuperó todo su peso anterior y lo excedió. Como no podía comer los deseados alimentos sólidos, se dió a sí misma luz verde para consumir "galones de helado". Desde que éste se derretía fácilmente, goteaba en su pequeño estómago sin ninguna dificultad.

Conclusión: Esta persona nunca debería haberse sometido a cirugía bariátrica debido al estado de descompensación psicológica y avanzado estado de inestabilidad emocional. Debería haberse tratado previamente con un psicoterapeuta.

Insisto en lo siguiente: la cirugía bariatrica no tiene posibilidad de tener éxito a menos que el paciente haya adoptado la actitud correcta y tenga la capacidad para modificar de manera radical su estilo de vida con respecto a sus restricciones dietéticas, ejercicios regulares, y la continuidad de tratamiento por el cirujano y su equipo.

Existen individuos que no califican para cirugía bariátrica y quisieran tener la operación. Otros la necesitan urgentemente, y la rechazan.

Otros desean el tratamiento quirúrgico, pero tienen tropezones para poder ejecutarla: no tienen acceso a ella, o carecen de seguro médico que cubra los costos, sufren de excesivos temores o inadecuada información sobre los peligros de la obesidad mórbida y los riesgos del tratamiento operatorio.

La decisión de calificar para cirugía bariátrica o no es muy delicada, tanto para el enfermo como para el profesional. Es una búsqueda que explora el carácter y la personalidad del paciente, define su estado de salud mental y física, y acumula datos que serán analizados y utilizados para alcanzar una conclusión. Ésta se basa en el juicio de profesionales competentes, quienes desean éxito en el tratamiento, y que usted disfrute su vida con salud y felicidad.

CAPÍTULO 6

TRATAMIENTO QUIRÚRGICO DE LA OBESIDAD

Decisiones drásticas conducen a drásticos cambios.

En los últimos años, la cirugía de obesidad se ha hecho más popular y ha sido más aceptada. La operación clásica de bypass gástrico requiere una incisión que se extiende desde la parte superior media del abdomen hasta el ombligo. La técnica laparoscópica consiste en unos pocos agujeritos por los que se introduce una cámara que guía al proceso de cirugía.

Durante los años 1998 y 2002, las operaciones para obesidad aumentaron el 450% y más de 72.000 en el año 2002. Este número progresivamente aumentó, y en el año 2005, se hicieron 129.000 operaciones.

Más del 90% de todos los procedimientos quirúrgicos para la obesidad consisten en el método Roux-en-Y.

El uso de la técnica laparoscópica creció de un 2% de todas las operaciones de obesidad en el año 1998 a un 18% en el 2002. Y los números continúan aumentando.

Esta operación fue ejecutada por primera vez por el Dr. Alan Wittgrove, quien inició la época de la "expansión" de la cirugía bariátrica. Se requirió coraje para ejecutar por primera vez la cirugía de obesidad abriendo unos pequeños agujeritos en la pared abdominal en lugar de utilizar la gran incisión tradicional.

No solamente la técnica laparoscópica ofrece una incisión mínima, apenas visible en la pared abdominal, comparada con la incisión de mayor longitud de la operación clásica, sino también se reduce el tiempo de hospitalización y algunas de las complicaciones pos-operatorias, tales como la incidencia del embolismo pulmonar e infecciones de las heridas, las cuales son decididamente más frecuentes en los pacientes que se someten al corte clásico.

Complicaciones, es importante reconocerlo, ocurren con ambas cirugías, con incisión larga o mínima. La incidencia de muerte operatoria es menos del .5% en los mejores centros médicos especializados.

Aproximadamente 9 millones de personas sufren de obesidad mórbida en Estados Unidos.

Existen distintos procedimientos quirúrgicos para tratar esta condición. ¿Cuál es el mejor? El paciente debe discutir este asunto con el cirujano.

Puntos a favor y en contra existen para cualquiera de los métodos y en cada caso particular.

Un método ideal para una persona, no lo es necesariamente para otra.

Figura 26. Estómago normal

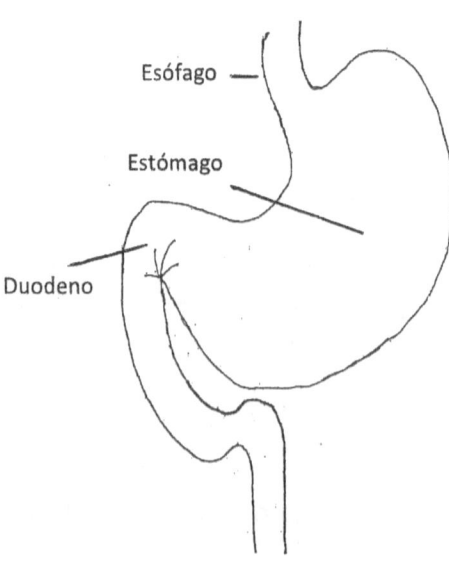

Esófago

Estómago

Duodeno

¿CÓMO PRODUCE PÉRDIDA DE PESO LA CIRUGÍA?

La pérdida de peso ocurre por dos principios fundamentales:

1- La restricción de alimentos que alcanzan el estómago

PROCEDIMIENTOS RESTRICTIVOS que reducen el tamaño del estómago. El paciente se siente satisfecho más rápidamente, o sea, consume menos calorías.

2- La restricción de la cantidad de alimento que alcanzan el intestino delgado

PROCEDIMIENTOS DE MALABSORCIÓN

Estos hacen el bypass de un segmento intestinal.

Los alimentos ingeridos sólo alcanzan una pequeña sección del intestino delgado. La mayor parte son canalizados y dirigidos a una sección más distante del intestino. Un área importante en donde normalmente se absorben los alimentos, es evitada. Al no hacer contacto con esa zona, el alimento no tiene la oportunidad de absorberse.

CIRUGÍA RESTRICTIVA

El tamaño del estómago es drásticamente reducido. Un estómago muy pequeño se construye a partir de un estómago normal.

Hay tres tipos de procedimientos:

La gastroplastía de banda vertical

La banda gástrica ajustable

La gastrectomía vertical o manga gástrica

La gastroplastia de banda vertical

El estómago es sellado en la zona donde el esófago se encuentra con el estómago. Los staples son ubicados verticalmente, y una banda plástica es posicionada cerca de la parte inferior de la línea de staples.

Es un procedimiento puramente restrictivo que no tiene efectos de malabsorción. Su único objetivo es restringir la capacidad del paciente para consumir ciertos alimentos. Éste se siente "lleno" después de consumir pequeñas cantidades.

Ventajas

- Es reversible
- No ocurre dumping
- La anatomía del estómago se preserva intacta
- No se complica con deficiencias nutricionales

Desventajas

- El paciente debe ser muy disciplinado y adherir estrictamente a las limitaciones dietéticas
- Vómitos ocurren si el alimento no está lo suficientemente bien masticado o es comido demasiado rápidamente

La operación produce un estómago muy pequeño (de 10 a 30 ml de capacidad).

Nota: El estómago de tamaño normal sostiene de 4 a 6 tazas de alimento.

La banda constrictiva restringe la cantidad de alimento que sale del pequeño pouch, y hace que la zona que comunica el pouch con el resto del estómago no se agrande o estire.

El uso de este método ha disminuído desde el año 1995.

Figura 27. Gastroplastia de Banda Vertical

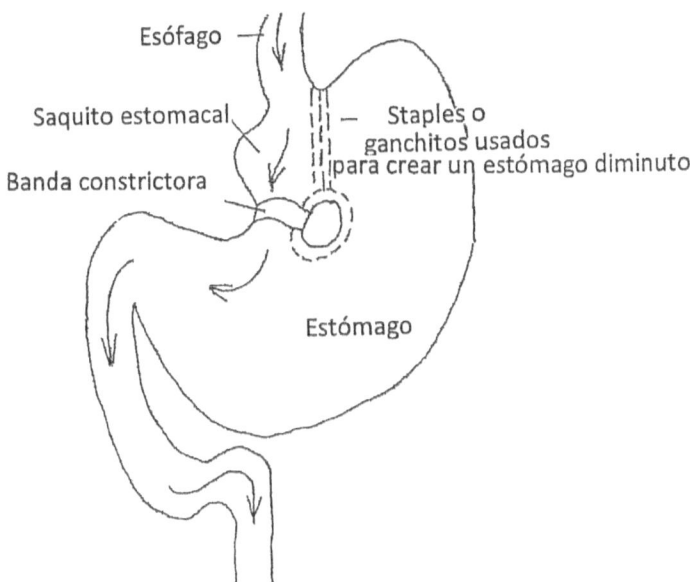

Esófago

Saquito estomacal

Banda constrictora

Staples o ganchitos usados para crear un estómago diminuto

Estómago

Banda gástrica ajustable—También conocido como el Lap-Band

Utiliza un banda inflable de silicón que divide al estómago y crea un estómago diminutivo sólo capaz de contener muy pequeña cantidad de alimento. La banda aprieta la parte superior del estómago y produce un pequeño saco estomacal con una capacidad de 10 a 15 ml. Lo que queda por debajo es el resto del estómago. La parte superior e inferior del estómago se comunican a través del pasaje creado por la banda. A éste se le llama "estoma" y por aquí pasa el alimento.

La banda puede ajustarse y aflojarse de acuerdo a las necesidades individuales, (pérdida de peso, cantidad de alimentos a consumir).

La banda contiene en su interior un dispositivo tipo globo que puede ser inflado desde afuera como si fuera la cámara de una bicicleta. Ésta se deja vacía en el momento de la cirugía. Después se llena gradualmente de solución salina la cual se inyecta a través de un reservorio insertado en el tejido subcutáneo (debajo de la piel). La maniobra puede llevarse a cabo en la consulta del médico.

La banda es ajustada gradualmente de acuerdo al progreso del paciente, su pérdida de peso, síntomas de saciedad, y las restricciones progresivas que se van instituyendo de acuerdo a la tolerancia y la capacidad del paciente para adaptarse a este método.

Este tratamiento de banda causa una pérdida de peso más lenta y consistente que la mayor parte de los otros procedimientos, que generan una pérdida de peso mucho más rápida. Se ha utilizado desde la mitad de la década de 1990, y no han datos definitivos aún sobre sus efectos a largo tiempo.

Ventajas

- Es una operación simple y relativamente segura
- La recuperación post operatoria es más rápida
- Tiene baja incidencia de complicaciones operatorias y pos-operatorias
- El estómago y los intestinos no son abiertos o extirpados
- La banda es removible
- La banda es ajustable

Desventajas

Más o menos el 5% fallan debido a:

- Infección profunda
- La banda puede migrar (salir de su posición)
- Puede erosionar el estómago. No es un grave problema, pero la banda debe removerse
- Puede acompañarse de contracciones anormales del esófago que provocan reflujo y acidez
- Fallas mecánicas del "sistema": la banda, el port, el tubo que los conecta están construídos para durar por vida. El port y el tubo pueden romperse o doblarse. Una re-operación puede ser necesaria, pero generalmente es pequeña
- Hay posibilidad de dañar otros órganos durante la operación, incluyendo el estómago, esófago, hígado y bazo. Su reparación es hecha durante la operación. Después, el cirujano decide si la operación planeada se termina o se abandona, de acuerdo a su mejor juicio

Figura 28. Banda gástrica ajustable

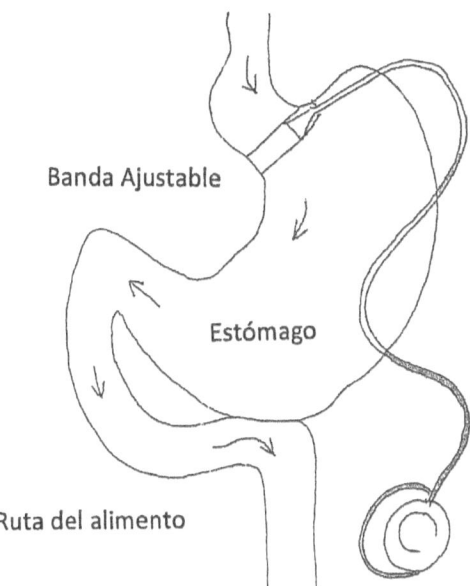

Banda Ajustable

Estómago

Ruta del alimento

Los dos procedimientos recién descriptos producen resultados comparables. Desde que funcionan restringiendo la cantidad de alimento en el saco estomacal pequeño creado por la operación y no por malabsorción, tienen la ventaja de no causar síntomas con la consumición de azúcares (distensión abdominal, muchos gases o diarrea).

Irónicamente, esta "ventaja" a menudo resulta ser más un inconveniente. Como el enfermo está capacitado para enviar a su estómago dulces sin causar síntomas, tarde o temprano, gana de peso nuevamente. En un período de diez años, el 80% de los pacientes retornan a su peso original.

Gastrectomía vertical o manga gástrica

Esta operación divide al estómago a lo largo de su longitud, lo cual resulta en un tubo angosto, con forma de banana. Se remueve el 80% del estómago. El tamaño menor de este último restringe la cantidad de alimento que pueda comerse.

Una cámara y pequeños instrumentos son introducidos a través de pequeños "agujeritos" hechos en la pared del abdomen. Se corta el estómago y ubican los staples (ganchitos de metal). La porción cortada del estómago que no se usa se remueve.

Este procedimiento dura aproximadamente 30 minutos y ha sido reportado a inducir una pérdida de peso excesivo del 50% o más. La mejoría de la hipertensión, diabetes, y la apnea del sueño es similar a la de las otras operaciones restrictivas.

La gastrectomía vertical es comúnmente ejecutada como un primer estadío de la diversión biliopancreática con el switch duodenal en pacientes que corren alto riesgo con cirugías extensas y de gran envergadura. Este método no afecta la absorción de alimento. Simplemente reduce significantemente el tamaño del estómago ya que la mayor parte de este órgano es removida. Esto conduce a una disminución de la secreción de la hormona grelina y la consecuente reducción del apetito más que los otros métodos puramente restrictivos logran.

Figura 29. Gastrectomía Vertical o Manga Gástrica

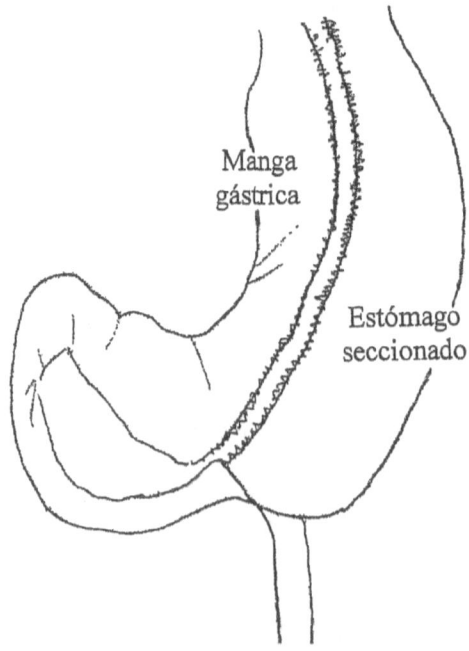

LA CIRUGÍA DE MALABSORCIÓN

La diversión biliopancreática con el switch duodenal

Esta es una operación más complicada. Porciones del estómago son extirpadas.

El saquito estomacal que queda luego de remover la mayor parte del estómago es conectado con el segmento final del intestino delgado, de esta manera evitándolo por completo.

El tamaño del estómago es reducido pero sólo modestamente. A causa de que este bypass aisla la mayor parte del intestino delgado, las enzimas digestivas y la bilis sólo se mezclan con el alimento en una pequeña sección al final del intestino. De esta forma, el proceso de absorción es inefectivo y ello conduce a la pérdida significante de peso.

El procedimiento hace que la mayoría de los pacientes pierdan el 75-80% de su peso excesivo y también puedan mantener esa pérdida por mucho tiempo.

Infortunadamente, síntomas indeseables y molestos, y sus complicaciones, limitan la utilidad y la aplicabilidad de este método.

Ventajas

- Mejor calidad de alimentación en comparación con otras cirugías de obesidad. El paciente puede comer más "normalmente" y lograr, a pesar de ello, una excelente pérdida de peso
- Esencialmente, evita la ulceración del estoma y el síndrome de dumping (la úlcera del estoma es la formada en la unión quirúrgica creada para unir el estómago y el intestino delgado)

Desventajas

- Más probabilidad de tener diarrea
- Causa malabsorción significante y deficiencia de substancias nutritivas, vitaminas, minerales, y proteína. A veces la depleción de estos componentes es lo suficientemente severa como para hospitalizar el paciente y administrarle las substancias carentes por vía endovenosa

- Se necesita tomar calcio y vitaminas suplementarias, particularmente vitamina D, y tener supervisión médica para detectar y tratar deficiencias de minerales y vitaminas por toda la vida
- El embarazo debe evitarse. Esta operación debería ser considerada sólamente en mujeres que han superado la edad de quedar encintas
- El pasaje rápido del alimento del estómago al intestino causa diarrea, materia fecal de olor pútrido, y mucha flatulencia (expulsión de gases por el recto). Esto resulta de una digestión incompleta

COMBINACIÓN DE CIRUGÍA RESTRICTIVA Y DE MALABSORCIÓN

Roux-en-Y

Es el método preferido y más comúnmente utilizado de todas las cirugías bariátricas en Estados Unidos y en el mundo. Es una combinación de métodos restrictivos y de malabsorción.

Es restrictivo porque el tamaño del estómago es reducido.

Algunos cirujanos crean un estómago tan pequeño que tiene la forma y el tamaño del dedo pulgar y puede contener 15 ml o menos. En estos casos la cantidad de alimento que puede consumirse cada vez se limita a dos o tres mordiscos. Esta restricción es lo que permite una marcada pérdida de peso.

El componente de malabsorción resulta de desviar el alimento y evitar una pequeña parte del intestino juntamente con la mayor parte del estómago.

Usualmente, el intestino no puede manejar eficientemente los azúcares concentrados. Cuando una comida contiene gran cantidad de azúcar, el paciente experimenta naúseas, vómitos, diarrea, distensión gaseosa del abdomen, y mareos, el llamado síndrome "dumping".

Este síndrome es bastante molesto. Para evitarlo, el paciente evita comer dulces. Y claro está, esto facilita la pérdida de peso, ya que las calorías consumidas se reducen.

El alimento evitará su paso a través del duodeno y parte del yeyuno, que es el segmento de intestino delgado que continúa al duodeno. De esta manera se limita el proceso de absorción.

Los jugos digestivos y la bilis drenan en el duodeno como lo hacen siempre, pero la diferencia es que estos no tendrán un encuentro con el alimento consumido hasta que se ponen en contacto mutuo en una sección más avanzada, localizada más abajo en el yeyuno.

Ventajas

- Buenos resultados
- La operación es considerada generalmente benigna y segura
- Tiene baja incidencia de complicaciones
- Se puede tener buen control en la consumición de alimentos
- El dumping crea molestias que ayudan al paciente a no ganar peso (vea los párrafos anteriores, por favor)
- Este procedimiento es considerado permanente. Sin embargo, puede revertirse en caso de necesidad

Desventajas

- Fallas en la línea de sutura
- Úlceras
- Angostamiento o bloqueo del estoma
- Vómitos cuando el alimento se traga muy rápidamente o no es masticado correctamente

Alto Índice Glicémico: ¿Qué significa?

Los alimentos que son rápidamente convertidos en glucosa son los de alto índice glicémico (helados, galletitas dulces, chocolate, papas, arroz blanco, pan blanco, cereales con alto contenido de azúcar) y tienen la propensión a causar náuseas, vómitos, y diarrea.

El dumping es más severo durante el primer año que sigue a la cirugía. Después mejora, pero no desaparece nunca.

Figura 30. Roux-en-Y

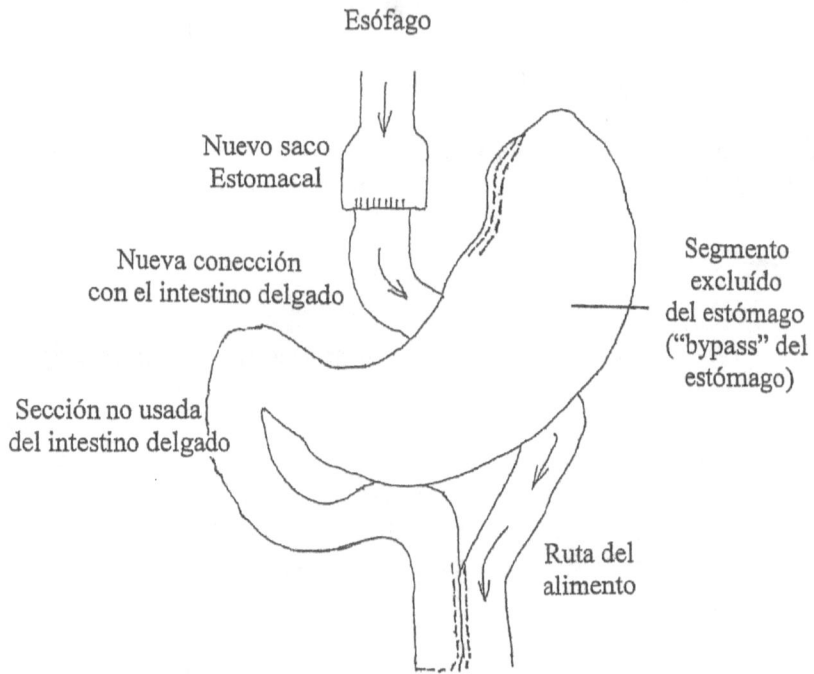

Esófago

Nuevo saco
Estomacal

Nueva conección
con el intestino delgado

Segmento
excluído
del estómago
("bypass" del
estómago)

Sección no usada
del intestino delgado

Ruta del
alimento

EL ENFOQUE TÉCNICO DE LA CIRUGÍA BARIÁTRICA

Estas intervenciones pueden ejecutarse de dos maneras
fundamentales:

1- Una incisión larga, tradicional, en el medio del abdomen
2- Cirugía mínimamente invasiva (cirugía laparoscópica)

La cirugía mínimamente invasiva (cirugía laparoscópica) reduce a un
mínimo la longitud de la incisión, lo que implica menos trauma, menos
dolor y menor tiempo de recuperación.

Típicamente, el paciente es dado de alta en el segundo día
pos-operatorio.

Tanto en el estómago normal como en el muy reducido que resulta de
la operación de bypass gástrico, las sustancias nutritivas son absorbidas
en el intestino delgado.

Con el procedimiento Roux-en-Y, la bilis y el jugo pancreático se mezclan con los alimentos. La producción de acido gástrico de la parte inferior del estómago ayuda a la digestión de las comidas.

La sección evitada del estómago y el intestino delgado juegan papeles fundamentales en la absorción de hierro, calcio, y vitamina B12. Los pacientes deben asegurarse a perpetuidad, que la terapia sea efectiva en la administración de estas substancias.

¿CÓMO REACCIONA LA ZONA DEL ESTÓMAGO QUE SUFRIÓ EL BYPASS?

Desde que el aflujo de sangre al estómago y los intestinos no son alterados durante la reseccion gástrica, el estómago mantiene su estado saludable. La sección inferior del estómago manufactura una sustancia llamada "el factor intrínseco" el cual es esencial para la absorción de vitamina B12 por el intestino delgado.

LOS STAPLES Y EL ESTUDIO DE RESONANCIA MAGNÉTICA

Los staples que se aplican al estómago y el intestino son de tamaño más pequeño que aquellos utilizados para suturar (o cerrar) las heridas de la piel.

Cada staple consiste en un trocito de acero inoxidable o titanium. Estos materiales hacen que los staples sean inertes en el cuerpo. El estudio de resonancia magnética no los afecta.

Usted también puede pasar un detector de metales en un aeropuerto sin activar la alarma.

COMPARACIÓN ENTRE EL MÉTODO ROUX-EN-Y DE BYPASS GÁSTRICO Y EL MÉTODO DE LA BANDA LAP

Roux-en-Y bypass gástrico	Banda Lap
Método preferido y más frecuentemente utilizada tecnología	Selectivamente aceptable, nuevo
La pérdida de peso es rápida	La pérdida de peso es lenta y consistente

Usualmente, el 70% del peso excesivo se pierde durante el primer año después de la cirugía

Usualmente el 60% del peso se pierde en los tres años que siguen a la operación

La deficiencia de minerales se debe a la malabsorción

La deficiencia de minerales se debe a la reducida consumición de alimentos

LA ADMINISTRACIÓN DE MINERALES Y VITAMINAS ES ACONSEJADA PARA LOS DOS MÉTODOS

El síndrome Dumping (intolerancia al azúcar y otros hidratos de carbono) existe. Aunque los síntomas son molestos, ayudan al paciente a evitar los dulces y las calorías que los acompañan

No hay síndrome de dumping

Puede ser revertido

Puede ser revertido

Ningún material plástico es utilizado

Material plástico es utilizado

La banda necesita ser ajustada para obtener los mejores resultados. Generalmente se hace cada mes durante el primer año después de la cirugía

¿CUÁNDO UN PACIENTE NO ES UN BUEN CANDIDATO PARA EL TRATAMIENTO POR BANDA?

Cuando tiene:

- **Reflujo gastroesofágico severo o trastornos de la motilidad (contracciones) del esófago**
- **Cirugía gástrica previa**
- **Su domicilio está localizado más de cuatro horas por viaje de automóvil de la consulta del cirujano. La Banda necesita cuidadosa atención y visitas regulares al cirujano. Es conveniente tener un acceso fácil al profesional**

SISTEMA IMPLANTABLE DE ESTIMULACIÓN GÁSTRICA

Una pequeña batería es implantada debajo de la piel, y un cable la conecta al estómago. Las descargas eléctricas estimulan al nervio vago, lo cual resulta en disminuídas contracciones del tracto gastro-intestinal. El cirujano prueba al paciente emitiendo corrientes eléctricas que producen naúsea. Luego disminuye el voltaje hasta que el paciente anuncia que no tiene apetito.

Diferentes grados de estimulación eléctrica son aplicados para determinar "la dosis" más efectiva para reducir el apetito en cada caso particular.

Este procedimiento es nuevo y aún está bajo investigación. Tiene la ventaja de la simplicidad y la virtual ausencia de complicaciones o mortalidad.

El problema es que grandes pérdidas de peso no se han visto. Sin embargo, puede tener aplicación y utilidad cuando:

- Otros procedimientos han fracasado
- La pérdida de peso que se intenta es menor de 100 libras (45,45 kg)
- Es deseable estimular cierta pérdida de peso para preparar al paciente para uno de los procedimientos más aceptados en la cirugía de obesidad.

LA PÉRDIDA DE PESO QUE SIGUE A LA CIRUGÍA DE OBESIDAD

La pérdida de peso que se logra en el primer año después de la cirugía Roux-n-Y usualmente equivale al 65-75 % del exceso de peso previo. Durante ese período, el pequeño saquito estomacal ha tenido tiempo de estirarse un poco y está en condiciones de recibir algo más de alimento.

Recuerde la importancia de mantener un programa consistente de dieta, ejercicio, control mental, saber restringir los impulsos para comer lo prohibido, todo lo cual es esencial para mantener la pérdida de peso que resultó de la operación.

La mayor parte de los pacientes que se sometieron a la operación Roux-n-Y **(no todos)**, mantienen un peso adecuado por un período de cinco años.

Hay una pérdida rápida de peso en los primeros seis meses después de la operación. El estómago está hinchado por el trauma quirúrgico, y el apetito se esfuma. Inicialmente, usted solamente tomará líquidos, pero cuando comienza a comer alimento regular, la pérdida de peso es más lenta. El apetito reaparece en seis meses, más o menos.

IMPORTANCIA DEL CARÁCTER, LA MOTIVACIÓN, Y LA CONSISTENCIA

El tratamiento quirúrgico de la obesidad mórbida no es recomendado si la persona no tiene la capacidad o voluntad de efectuar cambios radicales de su estilo de vida.

Principios nutricionales y ejercicios físicos deben continuarse indefinidamente. Es fundamental mejorar notablemente o eliminar las compulsiones, y resolver debilidades de carácter, disturbios de la personalidad y psicológicos.

No tiene sentido someterse a una operación bariátrica a menos que se adopten decisiones permanentes para evitar el retorno de la obesidad.

Así como es importante que usted seleccione el "cirujano ideal" para ejecutar la operación, recuerde que el cirujano también desea trabajar con el "paciente ideal" o sea el paciente que seguirá sus instrucciones pos-operatorias a perpetuidad.

Algunos pacientes dicen:

"He conocido parientes y amigos que tuvieron este tipo de cirugía y no les ha ido bien. En realidad, se sienten muy descontentos con los resultados. Han vuelto a ganar el peso que habían perdido. ¡Rechazo este tipo de tratamiento!"

Cuando las personas que no tuvieron éxito con la cirugía de obesidad son cuidadosamente interrogadas, muchas terminan admitiendo que no siguieron las instrucciones pos-operatorias indicadas por el cirujano o el team bariátrico.

El mejor cirujano del mundo no podrá ayudarlo a menos que usted se ayude a usted mismo/a.

La cirugía bariátrica le extiende a usted una mano. Le brinda una oportunidad de transformarse en una persona diferente y más saludable, pero solamente producirá los resultados deseados si usted hace su parte de manera consistente y permanente.

EL MOMENTO DE LA VERDAD

Indudablemente, someterse a la cirugía bariatrica es una decisión mayor, y una de las más trascendentes que tomará en el curso de su vida.

El conversar con aquellos que atravesaron por este proceso le dará una visión más panorámica, más amplia, sobre lo que usted puede esperar de este tipo de cirugía.

Cuando le dicen: "Mi hermana murió por esta operación", averigüe "¿Por qué? ¿Quién ejecutó la operación?

Muchas de estas anécdotas pertenecen a una época pretérita, cuando los métodos de cirugía bariatrica eran menos perfeccionados y los cirujanos responsables no eran expertos en la materia.

En la cirugía de obesidad, tanto como en cualquier otro campo de la medicina, el éxito de un tratamiento está directamente relacionado con la calidad del cuidado medico-quirúrgico. La cirugía puede, sin duda, causar complicaciones serias, incluyendo la muerte, y éstas pueden ocurrir con el mejor cirujano y en el mejor hospital.

Lo que usted debe hacer, es asegurarse la selección de excelente profesionales e instituciones, con los cuales las probabilidades de tenerlas sean las más bajas posibles.

Ningún médico o cirujano honesto jamás podrá asegurarle éxito con su tratamiento u operación. Todo lo que un doctor puede hacer por usted, es brindarle excelencia profesional y lo mejor de sí mismo/a.

Riesgos siempre existen, con o sin tratamiento quirúrgico. Lo importante es determinar, en su caso particular, dónde y cuándo los riesgos son más altos.

Una vez que asimiló los conceptos necesarios para adoptar una decisión, es usted, y solamente usted, el encargado de ejecutarla.

Eso es así. ¡Y es así como debe ser!

CAPÍTULO 7

RIESGOS E INCONVENIENCIAS DE LA CIRUGÍA BARIÁTRICA

En el ejercicio de la Medicina, hay tratamientos buenos y malos, pero nunca tratamientos perfectos.

Este no es el lugar ideal par revisar los logros tecnológicos de la humanidad, pero sí quiero recordarle lo siguiente: Cada progreso que el ser humano logró a través de la historia, en el arte y la ciencia de la medicina, y desde que el hombre y la mujer aparecieron en este planeta, ha sido el resultado de chispazos de inspiración, ríos de perspiración, extraordinarios esfuerzos y vicisitudes, y abundante sufrimiento.

Incontables tratamientos médicos y quirúrgicos resultaron en fracasos antes de clasificarse como éxitos. Lo mismo ocurrió con invenciones ajenas a la medicina. Considere el caso del famoso inventor Sueco, Alfredo Nobel.

Nobel fue un químico que patentó la nitroglicerina en 1867 bajo el nombre de "dinamita". Apenas este joven científico comenzó a producir el producto en grandes cantidades, una explosión sacudió el edificio en donde se estaban llevando a cabo ciertas pruebas y mató instantáneamente a cinco personas.

Aparte de esa tragedia, el descubrimiento fue un éxito extraordinario y Nobel amasó (no con harina, sino con dinero) una fortuna aproximada a los 520 millones de dólares, considerando su valor actual. Este capital, después de su muerte en 1896 ha sido utilizado para otorgar los premios Nobel.

Solamente menciono esta historia aquí para recordarle que los inventos de muchas maravillas científicas se han logrado con inmensos obstáculos y padecimientos.

La cirugía de obesidad ha sido perfeccionada en los últimos años, existe mucha más experiencia, y las operaciones actuales se llevan a cabo con menos complicaciones, molestias y desenlaces fatales.

Es, sin duda, posible, tener una operación sin complicaciones, pero la posibilidad de complicaciones siempre existe.

Lo que está claro es que, el tratamiento quirúrgico de la obesidad mórbida tiene generalmente, riesgos aceptables, y que, en pacientes cuidadosamente seleccionados, la operación es usualmente bien tolerada, y los riesgos de la intervención son menores que los riesgos de continuar viviendo con pesos prohibitivos.

¿POR QUÉ ALGUNOS MÉDICOS NO RECOMIENDAN CIRUGÍA BARÍATRICA?

1- Prejuicios y conceptos negativos hacia el paciente obeso. Estos son comunes en nuestra cultura. Los médicos son parte de esa cultura

2- Falta de familiaridad con la materia

3- Insuficiente experiencia profesional en el tratamiento de pacientes obesos

4- El médico cuenta con información inadecuada, anticuada, y no está bien informado sobre las nuevas modalidades y las técnicas disponibles de cirugía bariátrica

5- No está enterado de la existencia de los Centers of Excellence (COE) seleccionados por la Surgical Review Corporation (SRC)

   La identificación de los Centros de Excelencia a través de Estados Unidos permite a los pacientes identificar cirujanos y centros bariátricos que han sido elegidos por su superior profesionalismo y los resultados de sus tratamientos

6- El temor del profesional de perder un contrato con una agencia de salud HMO (Health Maintenance Organization) porque el tratamiento recomendado (cirugía de obesidad) no resulta conveniente desde el punto de vista económico

ASPECTOS NEGATIVOS DE LA CIRUGIA BARIÁTRICA

1- No produce buenos resultados a menos que usted cambie radicalmente su estilo de vida y lo haga permanentemente, adhiriéndose a una dieta especial y restringida, ejercicio regular, y visitas periódicas al médico-cirujano y/o sus colaboradores

2- Siempre deberá ser cuidadoso en tomar las apropiadas vitaminas y minerales

3- No es cierto que nunca experimentará un sentido de privación. Algunas veces, lo tendrá

4- La exitosa pérdida de peso creará un desequilibrio gastro-intestinal y tendrá ciertas molestias que nunca hubieran existido de no haberse sometido a la cirugía bariátrica

5- Pueden ocurrir complicaciones de la cirugía, tales como la necesidad de una re-operación inmediatamente, debido al pasaje a través de la sutura del estómago de jugo gástrico y bacterias en la cavidad abdominal), o una operación demorada provocada por una obstrucción intestinal. Complicaciones cardio-respiratorias pueden ser mortales

6- La pérdida substancial rápida de peso puede conducir a arritmias (trastornos del ritmo cardiaco) que pueden ser serios o fatales

7- Tendrá una lista de alimentos prohibidos: pasteles, galletitas, dulces, tortas, helados, entre otros)

8- Un retorno de peso excesivo ocurrirá si come los alimentos que no debe. Si usted no es cuidadoso, poco a poco comerá los alimentos indebidos y ellos estirarán y agrandarán su estómago, y su capacidad para recibir alimentos. Eso es exactamente lo que no debe ocurrir.

9- Si usted duda de su determinación para cumplir con las demandas del tratamiento pos-quirúrgico de manera permanente, aún no está listo/a para la operación

10- En ciertas personas, una pérdida substancial de peso que resulta de una operación exitosa, produce pliegues de la piel prominentes en distintas partes del cuerpo que pueden ser desalentadores y deprimentes; requieren cirugía correctiva.

Ahora bien: si usted no está listo/a para la cirugía de obesidad en este momento, no significa que siempre pensará lo mismo en el futuro. Piense y analice esta opción cuidadosamente. No se apure para tomar una decisión final.

UN EJEMPLO TÍPICO DE UN PACIENTE QUE NO CALIFICA PARA LA CIRUGÍA DE OBESIDAD

Una mujer de cuarenta años, (350 libras o 159 Kg, altura 5'5") me dijo que bajo ninguna circunstancia ella estaría dispuesta a sacrificar sus hábitos alimenticios, que no le importaban para nada los riesgos de infartos cardiacos, insuficiencia cardiaca, cáncer, muerte súbita, entre otros trastornos.

Se expresó así: *"Me encanta comer. Disfruto la comida. Un momento, debo corregir lo que he dicho. No es cierto que me gusta la comida. La verdad es que AMO todo lo que sea comer. Yo disfruto cualquier tipo de alimento y en cualquier momento y me doy el gusto así reviente. Eso me proporciona gran felicidad. Y usted, doctor, ¿me está diciendo que mi gordura puede matarme? Me importa un bledo morirme mañana. Mientras tanto, comeré todo lo que se cruce en mi camino."*

"Doctor, no quiero ser desagradable o ruda con usted. Usted ha sido amable conmigo y yo sé que quiere mi beneficio. O sea, no se ofenda por mi sinceridad. Permítame expresarle mi sentir sobre este asunto de la obesidad mórbida, como usted la llama: La mera idea de tener que privarme de todo lo que me gusta comer por el resto de mi vida, apesta. ¡Realmente, no sirvo para el altar de los sacrificios!"

El caso de esta señora y su manera de pensar simplifica la decisión: no califica para cirugía bariátrica.

UN EJEMPLO TÍPICO DE UN PACIENTE QUE TUVO CIRUGÍA DE OBESIDAD Y QUE NUNCA DEBERÍA HABERLA TENIDO

Una señora de 62 años de edad tenía un exceso de peso de 220 libras (100 kg). Varios años antes se sometió a una banda gástrica sin buenos resultados. Luego tuvo un bypass gástrico. Malos resultados. Me dijo: *"Estas operaciones son un desastre. Yo he seguido las instrucciones médicas y he comido los alimentos correctos. Nunca perdí gran cantidad de peso y la obesidad continuó."*

El marido compartía la entrevista y él también era muy obeso. Interrumpió la conversación y dijo que ella era la única responsable por su incorregible obesidad mórbida. Describió el grado extremo de negligencia en su programa alimenticio y agregó:

"Nosotros, y aclaro, mi esposa y yo mismo, siempre consumimos los alimentos que no debemos. Es algo que no podemos controlar. Ella no puede hacerlo, ni yo tampoco. Los dos comemos todo lo prohibido. Lamento decir lo siguiente, pero lo haré: la diferencia entre mi esposa y yo es que ella no está diciendo la verdad."

La paciente finalmente admitió que la información de su marido era la correcta. Evidentemente, un estado psicológico de negación era parte de su problema.

La negación es un mecanismo defensivo que nos protege contra la ansiedad. Cuando nos disgusta un problema, pretendemos que no existe.

ALGUNOS DE LOS RIESGOS DE LA CIRUGÍA BARIÁTRICA

1- **Reacciones alérgicas a medicamentos**
2- **Daño accidental al bazo u otros órganos durante la cirugía**
3- **Dificultades en reconocer una catástrofe abdominal (es difícil reconocer una peritonitis en el paciente con obesidad mórbida)**
4- **Complicaciones de la anestesia**
5- **Sangramiento (de las heridas quirúrgicas, gastrointestinales)**
6- **Neumonía**
7- **Falla respiratoria**
8- **Infecciones (de la vejiga, piel, heridas quirúrgicas, pulmones, intra-abdominales)**
9- **Pérdida de ácido gástrico, bacterias y enzimas digestivas en la cavidad abdominal**
10- **Úlceras y angostamiento de la conexión entre el estómago y el intestino delgado**
11- **Obstrucción intestinal**
12- **Intolerancia a la lactosa**
13- **Malabsorción de substancias nutritivas, minerales y vitaminas (esto puede ser evitado tomando suplementos adecuados)**
14- **Efectos indeseables de ciertas drogas**
15- **Eventos cardiacos**
16- **Hernia de la pared abdominal**
17- **Pérdida de cabello (es generalmente temporaria)**
18- **Complicaciones de embarazo y posible complicaciones fetales que pueden ocurrir durante un año después de la operación de obesidad**

19- **Coágulos en las venas de las extremidades inferiores**
20- **Embolismo pulmonar (si esos coágulos se desprenden y viajan al pulmón)**
21- **Muerte súbita**
22- **Depresión y estrés psicológico**
23- **Conflictos maritales o de una relación**
24- **La incidencia de mortalidad operatoria varia del .5% al 2%, dependiendo del centro bariátrico**

EL SÍNDROME DUMPING

Uno de los componentes fundamentales del bypass de estómago que contribuye a controlar la consumición de calorías es el hecho que los alimentos pasan del pequeño saquito estomacal a una porción del intestino delgado llamado yeyuno.

El yeyuno no está naturalmente construído para acomodar las calorías concentradas, particularmente el azúcar refinado. O sea, si usted consume azúcares después de esta cirugía, tales como las bebidas carbonatadas, caramelo, chocolate, o helado, tendrá una reacción llamada "dumping": experimentará taquicardia (un pulso rápido), se pondrá frío y sudará profusamente, tendrá dolores abdominales, diarrea, y debilidad por un rato.

El dumping no es un evento peligroso, pero hace que una persona se sienta miserable. Esto es de gran ayuda para perder peso, ya que el enfermo prefiere privarse de los dulces antes de pasar por esa tortura.

Los pacientes que se operan con la banda gástrica ajustable no sufren de dumping.

INTOLERANCIA A LA LACTOSA

La lactosa es un tipo de azúcar que se encuentra en la leche y los productos lácteos. Su absorción en el intestino requiere la presencia de una enzima que existe sobre todo en la parte del intestino que desapareció, funcionalmente hablando, cuando el cirujano construyó el bypass. O sea, algunos pacientes que nunca habían sufrido la intolerancia a la lactosa antes de la operación, experimentaran cólicos abdominales y flatulencia (excesiva cantidad de gas abdominal) después del bypass gástrico. Una medicina que se compra sin receta (Lactaid), puede mejorar estas molestias. Comúnmente, y debido a la adaptación del intestino al nuevo diseño, la intolerancia a la lactosa mejora seis meses después de la intervención.

ABSORCIÓN DE MINERALES

Los segmentos del tracto gastrointestinal que no participan en la absorción de alimentos después de la cirugía de bypass gástrico, no participan del proceso digestivo debido al hecho de que han sido quirúrgicamente excluidos.

Estos segmentos juegan un papel importante en la absorción del hierro, calcio, magnesio, vitamina B12, y en menor grado, vitamina B6.

Los pacientes que se han sometido a la operación de bypass gástrico deben permanecer con un régimen de multivitaminas, hierro, y calcio (usualmente, citrato de calcio), por vida.

Aunque los enfermos tratados con la banda gástrica ajustable no tienen absorción deficiente de las substancias que mencionamos, ellos también requieren tomarlas porque su consumición está limitada por la cantidad reducida de los alimentos que el operado se encuentra forzado a limitar.

TROMBOFLEBITIS PROFUNDA Y EMBOLISMO PULMONAR

Algunas veces se forman coágulos en las venas profundas de los muslos o piernas durante la operación. Su prevención se intenta con la compresión de las piernas con medias especiales y heparina subcutánea (es un anticoagulante). Estas medidas continúan hasta que el paciente es dado de alta del hospital.

Otro aspecto importante en la prevención de coágulos es la temprana movilización. El enfermo debe salir de su cama y caminar lo antes posible.

LA INFLAMACIÓN DEL SACO ESTOMACAL

El saquito formado por la operación tiene sólo una capacidad de una onza o menos. Durante los primeros meses después de la cirugía está algo rígido por la inflamación causada por la misma operación. Seis a doce meses después de la intervención, se extiende un poco, es más flexible y aumenta su capacidad para una comida de más volumen.

EL APETITO DESPUÉS DEL BYPASS GÁSTRICO

En general, los pacientes tienen poco apetito durante las primeras cuatro a seis semanas después de la cirugía. Luego retorna pero no es excesivo.

Asegúrese de no mezclar alimentos sólidos con líquido, ya que éste ayuda a "lavarlos" y enviarlos fuera del saquito estomacal. Al facilitar el descenso del alimento y el estómago se vacía, el apetito aumenta. Esto es precisamente lo que usted debe evitar. Espere media hora entre alimentos líquidos y sólidos.

EXCESO DE PLIEGUES DE LA PIEL

La obesidad mórbida estira la piel. Infortunadamente, una vez que la piel es estirada, a menudo rechaza su contracción. Algunos enfermos que logran grandes pérdidas de peso, quedan con pliegues colgantes en distintas partes del cuerpo, sobre todo los brazos, muslos, abdomen, zona glútea, y los senos.

El tamaño de los pliegues varía considerablemente de paciente a paciente. He visto pacientes que pesaban 200 libras (90 kg) en exceso antes de la operación que en un par de años normalizaron su peso y los pliegues eran obvios, pero no demasiado pronunciados. Otros que perdieron 100 libras (45,45 kg) de peso excesivo mostraron pliegues prominentes. Hay pacientes jóvenes que se recuperar sin pliegues y la piel toma su tonicidad original.

El ejercicio físico no corrige estas deformidades. La cirugía correctiva es necesaria.

Si el exceso de piel se remueve es mejor esperar hasta que se logra el peso deseado. Si usted elimina los pliegues con cirugía plástica cuando aún le queda peso por perder, desarrollará colgajos nuevos con la pérdida de peso adicional. Espere hasta alcanzar el peso deseado y que permanezca estabilizado.

PÉRDIDA DE CABELLO

De 3 a 5 meses después de la operación de bypass gástrico, la mayor parte de los pacientes notan pérdida de cabello. Esto resulta de la deficiencia abrupta de calorías y de proteína que sigue a la cirugía. Puede ser moderada o de proporciones alarmantes. Ciertos enfermos pierden cordones de cabello y se disgustan y preocupan por esta situación. Sin embargo, la condición mejora más o menos al año de la cirugía. En un año y medio, la cantidad de cabello previo se restituye.

CÁLCULOS DE LA VESÍCULA

Los pacientes que ganan y pierden peso en ciclos, tienen especial predisposición a formar piedras (cálculos) en la vesícula.

La obesidad mórbida tiene una gran incidencia de formación de cálculos vesiculares y la pérdida rápida de peso tiene el mismo efecto.

Los mecanismos responsables por este fenómeno se deben al aumento de la secreción biliar de colesterol y la retención aumentada de bilis dentro de la vesícula.

Una dosis diaria de 500 mg de ácido ursodeoxicólico in dosis divididas, 2 veces al día, por 6 meses, es un método preventivo para evitar la formación de cálculos vesiculares que ocurren después de la cirugía bariátrica.

DEPRESIÓN Y ESTRÉS PSICOLÓGICO

Algunos obesos mórbidos sufren de adicción a los alimentos. A veces pueden controlar esta necesidad pero lo hacen reemplazando la adicción a los alimentos por otras adicciones, como el alcohol, drogas, o el juego.

La psicoterapia es útil. Y también lo son las medicinas para la ansiedad, la depresión, y los desórdenes bipolares.

Hay que estar advertido sobre lo siguiente: cuando se cambian las medicinas previamente prescriptas para disturbios psiquiátricos un par de años después de la operación de obesidad (y que rindió muy buenos resultados), el psicoterapeuta podría recetar una nueva droga. Ésta pudiera estimular el apetito y aumentar el peso. Dentro de lo posible, hay que evitar tal situación.

PROBLEMAS MARITALES Y DE LA RELACIÓN PERSONAL

La operación de bypass gástrico y la dramática pérdida de peso que ha provocado, puede afectar una relación. Es conveniente comenzar a pensar en esta posibilidad aún antes de someterse a la cirugía. Ésta puede o no tener influencia sobre la relación, pero es mejor estar preparado para esa posible eventualidad.

El porcentaje de parejas que se separan dos años después de la cirugía de obesidad es alto. Terapia de pareja pudiera lograr un mejor entendimiento.

LA MORTALIDAD RELACIONADA CON LA CIRUGÍA DE OBESIDAD

Algunos pacientes fallecen a consecuencia de la cirugía bariátrica. En Estados Unidos el riesgo de muerte de todos los enfermos que se operan es 1 en 200, o sea el .5%. Esto es el promedio nacional. Hay centros que producen mejores resultados y otros menos favorables.

Un reciente estudio realizado por la Agency for Health Care Research and Quality (AHRQ) reportó una incidencia de mortalidad asociada con la cirugía bariátrica de .89% in 1998 a .19% en el año 2004.

La tasa de mortalidad fue reducida un 89% después de la cirugia de obesidad, de acuerdo a un estudio publicado en el Annals of Surgery, in 2004.

Factores que aumentan los riesgos:

1- **Obesidad super-mórbida IMB > 50**
2- **Enfermedad cardiaca concomitante u otros órganos comprometidos, como la insuficiencia hepática o renal**
3- **Dificultades serias para caminar (el uso de un bastón o scooter)**
4- **Historial de tabaquismo**
5- **Enfermedad crónica obstructiva pulmonar**
6- **Terapia reciente o actual con esteroides (derivados de la cortisona)**
7- **Historial de coágulos venosos en las piernas o muslos (trombosis venosa) o de embolismo pulmonar**

Y ahora, luego de haber elaborado sobre las posibles complicaciones de la cirugía de obesidad, pasemos al próximo capítulo, en donde también veremos complicaciones, aunque esta vez por no haber normalizado el peso corporal. Estas últimas son más frecuentes.

CAPÍTULO 8

RIESGOS POR NO TRATAR LA OBESIDAD MÓRBIDA

Riesgos existen haciendo algo o haciendo nada. Lo importante es saber donde los riesgos son menores.

Algunas de las complicaciones de la cirugía de obesidad pueden causar incapacidad y pérdida de la vida. Notablemente, los infartos de miocardio, la insuficiencia cardiaca congestiva, los accidentes cerebrovasculares, el embolismo pulmonar, falla respiratoria, y muerte súbita ocurren más frecuentemente en pacientes obesos que en los que no lo son.

La obesidad mórbida es definida como el exceso de 100 libras (45,45 kg) o más de sobrepeso o un IMC de 40 o mayor.

La incidencia de complicaciones aumenta y es proporcional al grado de obesidad. Esto aplica particularmente a los desenlaces cardiovasculares. La incidencia de enfermedad cardiovascular es de 50-100% más alta que aquellos individuos que tienen un IMC de 25.

Ciertamente, existen potenciales complicaciones de la cirugía bariátrica, pero cuando la operación es ejecutada por un cirujano muy competente y experimentado, su incidencia es baja.

Por otra parte, considere los riesgos de las enfermedades no tratadas o poco controladas relacionadas con la obesidad, tal como el infarto agudo de miocardio. Es una enfermedad delicada con una incidencia de muerte del 30% aunque el primer infarto en las mujeres puede ser fatal en el 50% de los casos. Aproximadamente, el 40-75% de todas las víctimas de infarto fallecen antes de llegar al hospital.

En Estados Unidos, el 42% de las mujeres mueren dentro de un año después del ataque cardiaco. Entre los hombres, el 24% mueren dentro de un año después del infarto. (Información suministrada por el National Women's Health Information Center, CDC).

La hipertensión y la diabetes son dos enfermedades características de la obesidad mórbida. Cada una de ellas, independientemente, es responsable por un aumento en la incidencia de daño cerebral, músculo cardiaco débil, infartos de miocardio, ceguera, falla renal avanzada que puede requerir diálisis (riñón artificial) o trasplante renal, amputaciones de las piernas, disfunciones sexuales. Su presencia combinada aumenta las complicaciones y los riesgos de tenerlas.

La posibilidad de muerte súbita es la sombra amenazante de la obesidad mórbida. Es un riesgo preocupante, ya que a veces ocurre sin aparente enfermedad cardiaca.

El estudio Framingham específicamente demostró de 6 a 12 veces más de exceso de mortandad en los hombres con obesidad mórbida. Ésta se asocia con un estado difuso inflamatorio, que se evidencia por los niveles elevados de substancias pro-inflamatorias, como la Proteina C Reactiva, citokininas, interlekina-6, las que contribuyen al daño de las arterias y preparan el terreno para su eventual bloqueo.

La insuficiencia respiratoria resulta de la pobre expansión de los pulmones, que se llama **hipoventilación y la apnea obstructiva del sueño** debida a la obstrucción de las vías respiratorias altas, con sus ronquidos nocturnos, su sueño interrumpido, y la somnolencia durante las horas del día.

Los niveles elevados de colesterol y triglicéridos, cálculos vesiculares, venas varicosas que a veces se ulceran e infectan, la incontinencia urinaria que resulta de una aumento de la presión intra-abdominal, la incontinencia anal, el reflujo gastro-esofágico que puede llevar al esófago Barrett (condición caracterizada por células anormales en la mucosa del esófago que puede provocar el cáncer de esófago), el hígado graso no alcohólico, la enfermedad de los riñones, (nefrosis) que elimina grandes cantidades de albúmina en la orina.

Hay pacientes que sufren de violentos dolores de cabeza y que tienen una condición llamada el "pseudo tumor de cerebro" que puede conducir a la ceguera. Pero no hay tumor cerebral de ningún tipo. La obesidad mórbida provoca la jaqueca y aún ni se sabe por qué.

Muchos tipos de cáncer, deficiencias inmunitarias, artritis incapacitante en la mitad inferior del cuerpo, irregularidades menstruales, el síndrome de ovario poliquístico y el hirsutismo que lo acompaña (excesiva cantidad de pelo en zonas del cuerpo en donde debe y no debe crecer), están también a la orden del día.

Por favor, retorne al Capítulo 1 y revise la larga lista de las enfermedades asociadas con la obesidad mórbida. No tenga pena en hacerlo **repetidamente.**

Hay padecimientos que son fáciles de diagnosticar en la persona delgada pero que son muy difíciles de diagnosticar en el paciente obeso: la peritonitis y la pancreatitis, diverticulitis, las infecciones abdominales, todas pueden ser catastróficas en el paciente obeso mórbido. Éste/a puede perder la vida por una infección que sería relativamente fácil de tratar en un individuo con peso normal.

Algunas autoridades médicas recomiendan la cirugía de obesidad a ser considerada de manera urgente cuando se acompaña de las siguientes anormalidades:

- **Diabetes tipo 2**
- **Enfermedad degenerativa de articulaciones que imponen severas limitaciones**
- **Apnea del sueño moderada a severa**
- **Pseudo tumor cerebral**
- **Síndrome de ovario poliquístico que no responde a una medicina llamada metformina**
- **Reflujo gastro-esofágico severo o esófago de Barret**
- **Hepatitis no-alcohólica**

Otros métodos para tratar la obesidad mórbida por medio de drogas, dieta, ejercicios, hipnosis, alambrado de la mandíbula, aislamiento voluntario, globos intragástricos, han demostrado una alta incidencia de fracasos.

Aproximadamente, el 95% de los pacientes tratados por estos métodos, retornan a sus pesos excesivos en poco tiempo.

REVISIÓN DE LAS COMPLICACIONES CARDIOVASCULARES VISTAS EN PERSONAS CON OBESIDAD MÓRBIDA Y SUS CO-MORBIDIDADES

Al menos un tercio de todos los ataques cardiacos no son reconocidos. Esto ocurre porque se presentan con síntomas no típicos que simulan otras dolencias: dolor de hombro o codo, dolor abdominal, dolor en la mandíbula, o la oreja, molestia en el pecho interpretada como "indigestión", fatiga severa, un desmayo, dificultad respiratoria.

La enfermedad coronaria es la causa más frecuente de decesos en Estados Unidos y es responsable por una de cada 5 muertes.

Cincuenta millones de norteamericanos sufren de hipertensión y ésta es responsable por 600.000 casos anuales de accidentes cerebro-vasculares, 1.1 millón de ataques al corazón, 400.000 nuevos casos de insuficiencia cardiaca congestiva, y cientos de miles de insuficiencia renal.

Los accidentes cerebro-vasculares causan el 7% de todos los fallecimientos.

Aproximadamente, 4.8 millones de norteamericanos tienen insuficiencia cardiaca congestiva. Esta condición prevalece en personas que padecen de diabetes, hipertensión, un ventrículo izquierdo con paredes engrosadas (hipertrofia ventricular izquierda), y anormalidades de los lípidos sanguíneos.

Las entidades que mencionamos están característicamente presentes en el paciente obeso mórbido.

Repasando

- **La incidencia de complicaciones serias de la cirugía de obesidad, es baja**
- **La incidencia de complicaciones serias de la obesidad mórbida, es alta**

Los profesionales que lo atienden lo ayudarán a analizar los riesgos que usted tiene con una operación bariátrica o sin ella. Luego, usted decidirá si desea tenerla o no.

La decisión no es fácil, pero tarde o temprano (preferentemente más temprano que tarde), deberá enfrentarla.

CAPÍTULO 9

EL BISTURÍ COMPITIENDO CON PÍLDORAS Y LA INSULINA EN EL MANEJO DE LA DIABETES

En el terreno científico, muchos descubrimientos se logran sin planeamientos preconcebidos.

El tratamiento de la diabetes durante los últimos 50 años ha sido basado en los mismos principios: dieta, pérdida de peso, medicinas orales, e insulina. Nuevos agentes hipoglucémicos y nuevas insulinas—lenta, semi-lenta, ultra-lenta—la bomba de insulina, han contribuído a controlar los niveles anormales de la glucosa sanguínea y aliviar el sufrimiento que causan las variadas complicaciones de esta enfermedad.

Estas terapias, en el mejor de los casos, ayudan a manejar la preocupante dolencia, pero no conducen a su remisión total.

La diabetes reduce la vida un promedio de 7 años. Los trastornos que causa producen considerable sufrimientos: ceguera, neuropatía, insuficiencia renal, enfermedad vascular en muchos territorios arteriales, infecciones de heridas, gangrena, amputaciones, accidentes cerebro-vasculares, dolencias cardiacas, disfunciones sexuales, entre otros, incluyendo una muerte prematura. El 70% de los diabéticos mueren prematuramente por enfermedad cardiaca.

La diabetes es crónica y progresiva y afecta a 21 millones de norteamericanos. Muchos de los afectados son jóvenes, lo que implica que un número de consideraciones de tipo personal y económico están en juego.

Es un hecho establecido que el control de los niveles de glucosa sanguínea mucho reduce las complicaciones y la mortalidad.

La American Diabetes Association (ADA) recomienda el tratar de reducir el nivel de la glucohemoglobina a menos del 7%.

Al comienzo de la década de 1980 se observó que la operación de bypass gástrico rápida y efectivamente reducía las glucemias (niveles de glucosa en la sangre).

En los últimos años, este tipo de operación se ha usado extensamente para tratar la obesidad mórbida, y se confirmó que, sí, evidentemente, la glucosa baja sus niveles no solamente de manera drástica sino en pocos días, un par de semanas o un mes, **antes que haya ocurrido una pérdida de peso significante.**

Y también se observó que más del 80% de los pacientes con obesidad mórbida que fueron operados con el bypass del estómago tuvieron una remisión total de la enfermedad y ninguna necesidad de píldoras o insulina para controlar su diabetes. Esto fue observado en docenas de estudios que incluyeron miles de pacientes.

Los resultados generaron tanto entusiasmo que algunos médicos anunciaron que una "cura" para la diabetes "ha sido descubierta".

Expertos en esta enfermedad mucho se preocuparon por el uso de la palabra "cura" y lo que realmente significa. Para comenzar, son necesarios estudios extensos y bien controlados para comprender por qué la glucosa en la sangre baja tanto sus niveles tan poco después de la cirugía bariátrica, así también como se necesita saber por cuanto tiempo estos notables efectos durarán en cada persona.

Cuando la palabra "cura" es utilizada, ella implica que la diabetes desapareció, total y permanentemente. Desde que los enfermos necesitan ser observados durante muchos años, en la actualidad nadie sabe si la diabetes ha sido curada en muchos casos. El tiempo dirá.

Aunque la excitación provocada por la normalización de los niveles de glucosa después del bypass gástrico está completamente justificada y es muy promisoria, es más adecuado evitar el término "cura" hasta que se demuestre de manera científica que es eso lo que ocurrió. Sería preferible llamar a este fenómeno una "remisión" o "regresión" de la diabetes.

Investigadores australianos han reportado que los pacientes que tuvieron cirugía para reducir el tamaño de sus estómagos, tienen 5 veces más probabilidades de no ver la reaparición de su diabetes por un período de 2 años. El autor principal del estudio, el Dr. John Dixon de la Universidad Monas en Melbourne, Australia, piensa que "esta cirugía es la mejor terapia en la actualidad para tratar la diabetes, y corriendo muy bajo riesgo."

Francesco Rubino, un cirujano italiano, condujo una serie de experimentos en ratas diabéticas. Cuando el hizo el "bypass" de la parte superior del intestino dejando intacto el estómago, la diabetes de los animales desapareció. El Dr. Rubino se mudó a Nueva York y trabaja en el New York Presbyterian Hospital/Weill Cornell Medical Center y abrió un centro para tratar la diabetes por cirugía. También está conduciendo un estudio que compara el tratamiento médico de la diabetes con el tratamiento por cirugía bariátrica.

La cura de la diabetes es uno de los sueños dorados del siglo XXI. ¡Y no sin razón! ¿Puede usted imaginarse lo que significa la prevención de las complicaciones diabéticas?

CÓMO LA CIRUGÍA BARÍATRICA AFECTA LOS NIVELES DE LA GLUCOSA SANGUÍNEA

Las operaciones restrictivas como las gastroplastias (Banda Vertical, Banda Ajustable, Manga Gástrica) reducen los niveles de glucosa al disminuirse la ingestión de alimento y también por la demora del estómago para vaciarse.

La cirugía de bypass gástrico y de Diversión Biliar-Pancreática con Switch Duodenal ejercen un papel no solo restrictivo sino también de malabsorción. Se ha postulado que el efecto hipoglucémico de esta cirugía es posiblemente debido a un cambio de la dinámica de la secreción de ciertas hormonas gastro-intestinales.

El bypass del duodeno y del yeyuno proximal probablemente disminuye la producción de una hormona que reduce el poder de la insulina.

Pudiera ser que la producción de esta hormona conduce a la acción normal de la insulina y su sensibilidad. Esto lleva a la reducción de la glucosa sanguínea.

Este mecanismo recién descripto no tiene nada que ver con la cantidad de alimento consumida o la reducción del peso.

En distintos países se realizan investigaciones para determinar cual es el efecto del bypass gástrico en la diabetes de los pacientes con obesidad mórbida y la diabetes de los que sólo tienen sobrepeso. Y también se están llevando a cabo estudios en pacientes con diabetes tipo II con peso normal.

Seria irónico que una pequeña pieza metálica como es un escalpelo, resultara ser mucho más efectiva para tratar la diabetes que todos los otros métodos terapéuticos que se han utilizado hasta la fecha.

Si esto resultara ser cierto y se llegara a conocer el preciso mecanismo por el cual la cirugía bariátrica, al modificar la estructura de parte del tracto gastrointestinal, corrige la diabetes, el objetivo de los investigadores en el futuro será el descubrir una píldora que reemplace al bisturí.

CAPÍTULO 10

DEFICIENCIAS EN EL MANEJO DE LA OBESIDAD MÓRBIDA

El errar es humano. El corregir errores es humano también.

La American Society for Metabolic and Bariatric Surgery ha estimado que en el año 2006 177.600 personas se sometieron a la cirugía de obesidad en Estados Unidos, y que menos del 1% de los que reúnen las condiciones y el criterio para este tipo de cirugía, son operados.

Por un número de razones que fueron descriptas en otras secciones de este libro, muchos obesos mórbidos no califican para este tipo de procedimientos (desórdenes mentales, no contar con la suficiente motivación o la fuerza de voluntar para cumplir con requerimientos post-operatorios de largo alcance, variadas enfermedades). Pero es una situación muy diferente cuando un paciente califica para la cirugía, desea ejecutarla, y por una u otra razón injustificada, se le niega la operación.

Las implicaciones de estos desplazamientos son muy serias, y a veces, fatales. Consecuencias desastrosas a veces ocurren cuando la cirugía bar iátrica se posterga demasiado.

Deseo ofrecerle algunas observaciones que espero lleven a un mejor entendimiento de las razones que explican estas irregularidades.

1- EL PROFESIONAL NO ESTÁ BIEN INFORMADO SOBRE LA MATERIA

Recientemente, el campo de la cirugía de obesidad ha hecho avances extraordinarios. Muchos profesionales de la salud no han adquirido estos nuevos conocimientos y sus opiniones están basadas en conceptos antiguos e ideas generadas cuando la cirugía bariátrica estaba en sus comienzos. Además, no participaron en el tratamiento de obesos mórbidos que fueron operados por cirujanos de primerísima categoría, y no tuvieron la oportunidad de apreciar los resultados del tratamiento. Esto se traduce en temor de recomendar un tratamiento radical que drásticamente transformará una persona en algo muy diferente de lo que fue.

El recomendar la cirugía de obesidad es una proposición delicada. Es una seria decisión. Se trata de una operación que puede complicarse con enfermedades que no existían antes de la intervención y aunque sucede raramente, fatalidades ocurren.

Cuando se consideran los riesgos de perder la vida por la cirugía de obesidad, es importante comprender la obesidad mórbida y la cirugía correctiva de una manera integral y siempre tener presente que los riesgos de perder la vida son más frecuentes cuando la obesidad mórbida permanece sin ser debidamente tratada.

Resumiendo: Cuando el profesional de la salud no está lo suficientemente bien informado y entrevista obesos mórbidos:

- No recomienda un especialista en esta enfermedad o un cirujano bariátrico cuando el paciente lo necesita
- Se siente inseguro para manejar el caso y descorazona al paciente para lograr la opinión de otros profesionales
- Priva al paciente de los beneficios potenciales de la cirugía de obesidad y la oportunidad de resolver co-morbididades peligrosas
- Recalca todo lo negativo de la cirugía bariátrica y no menciona sus aspectos positivos.

Recomendaciones. Es aconsejable comenzar por obtener información básica consultando el Internet *www.ASMBS.org* (American Society for Metabolic and Bariatric Surgery y la Surgical Review Corporation *www.surgicalreviewcorporation.org*

2- LA ACTITUD DE ALGUNOS MÉDICOS HACIA LAS COMPAÑÍAS DE SEGUROS DE SALUD

• Aceptan demoras en el proceso de las aplicaciones para cubrir los costos de cirugía bariátrica sin protestar como deberían. El paciente debe tener un "defensor".

He tenido varios pacientes a los que se le negaron los beneficios para cirugía de obesidad y me tomó menos de 10 minutos de conversación con el director médico de la corporación influenciar su decisión.

Uno de estos casos ocurrió recientemente. La paciente había estado litigando un proceso agobiante con una compañía de seguros de salud para obtener la aprobación de cobertura. Requerí hablar con la persona que había tomado esa decisión. La confirmó al conversar conmigo y me dijo que la enferma no calificaba para la intervención. Yo le presenté los argumentos que justificaban la cirugía. Al cabo de unos pocos minutos, dijo: "Doctor, el caso está aprobado".

• Existen profesionales de la salud que tienen sus dependencias contractuales con HMO y se sienten presionados a no estimular a los pacientes con obesidad mórbida a consultar a un especialista. Si lo hicieran, temen que sus contractos pudieran ser cancelados.

Recomendaciones. Los médicos que actúan de la manera recién descripta deben modificar su relativa indiferencia hacia los enfermos obesos mórbidos que reúnen las condiciones requeridas para su tratamiento quirúrgico. También deben asumir el papel de "defensor" no sólo de la salud de su paciente sino de sus derechos. Llamados telefónicos directos al Director Médico de la compañía puede dar muy buenos resultados.

3- EL PACIENTE NO ESTÁ BIEN INFORMADO O POSEE LA INFORMACIÓN EQUIVOCADA

Éste es un problema muy común. Muchos pacientes no están informados sobre los peligros para la salud de la obesidad mórbida y cómo la enfermedad puede destruir sus cuerpos. No puede aceptarse una operación de obesidad, la cual es tan importante, sin tener nociones básicas sobre los infartos de miocardio, ACV (accidentes cerebro-vasculares), insuficiencia cardiaca, muerte súbita y otras múltiples peligrosas condiciones.

Recomendaciones. El paciente con obesidad mórbida debe adquirir información sobre las dolencias y amenazas para la salud que presenta este proceso. El Internet, los web sites de la American Society for Metabolic and Bariatric Surgery, the Surgical Review Corporation, y el libro que está leyendo, le brindarán la información que necesita.

4- LA CONDUCTA NEGATIVA DE CIERTAS CORPORACIONES DE SEGUROS

Discuto esta materia en el Capítulo 13.

Existen excelentes corporaciones norteamericanas que cubren los costos de la cirugía de obesidad cuando se les demuestra claramente que el paciente debe realizarla para evitar su futura incapacidad o muerte. Hay otras que resisten o niegan la aprobación.

Recomendaciones. La ley debe ser cambiada. Yo he entrevistado personalmente a dos senadores del Estado de la Florida y les he explicado la necesidad de proteger la salud de las personas que sufren de obesidad mórbida, las que requieren, a veces urgentemente, cirugía bariátrica y tropiezan con sus compañías de seguros que les presentan todo tipo de objeciones, excusas, y demoras para aprobar su cobertura. La aprobación a veces es muy lenta, difícil, y tediosa, y otras veces no se concede.

CAPÍTULO 11

REACCIONES DE AMIGOS Y PARIENTES A SU EXITOSO TRATAMIENTO

(Prepárese para enfrentarlas . . . si llegaran a ocurrir)

Siempre hay un precio que pagamos por nuestros éxitos y fracasos.

Yo no soy psicólogo, y no deseo dar la impresión que estoy tratando de actuar como si lo fuera.

Lo que le estoy ofreciendo, es mi opinión personal sobre ciertas conductas humanas en relación con los problemas de la obesidad mórbida, y las posibles repercusiones que ocasionalmente se observan luego de ser operado exitosamente.

Y también quisiera sugerir que no se requiere ser un especialista en psicoterapia para saber que en este mundo existen personas maravillosas, sensibles y generosas, así como también pululan los caracteres celosos, envidiosos, de mal carácter, saturados de inseguridades, y poseídos de un alarmante grado de estupidez.

Si alguna vez usted normaliza su peso, su aspecto físico será muy distinto del que exhibía antes de la operación.

Me ha impresionado muchas veces la belleza física de hombres y mujeres que recuperaron su peso normal. Éste es un logro extraordinario y del que usted debe sentirse orgulloso. Demanda grandes esfuerzos y coraje alcanzar ese cometido.

Esta transformación, sin embargo, posee la extraña capacidad de crear estados de ansiedad en ciertas personas. Pueden ser simples conocidos o compañeros de trabajo, amigos personales o parientes cercanos, gente que usted ha conocido y tratado durante muchos años, y a los que siempre apreció y hasta amó profundamente, y en los que depositó toda su confianza.

La dramática mejoría y el cambio de su apariencia física asociada con un aumento de su auto-estima, puede provocar reacciones de celos, envidia, y otras desviaciones psico-emocionales, o descubrir desórdenes de la personalidad que hasta el momento habían permanecido ocultos. Ahora se liberan, y se expresan con pensamientos, sentimientos, y actitudes desagradables.

Yo recientemente examiné a una mujer quien había sido sometida a un bypass gástrico, y tenía un aspecto muy normal y atractivo. Su cirugía bariátrica le había "cambiado" no solamente su aspecto físico sino también su "personalidad". Ahora estaba muy segura de sí misma, confidente. Su marido acostumbraba a disminuirla con insultos y lluvias de abusos verbales. Cuando él concluyó que ya no podía dominarla y que había perdido el control sobre ella (un psicólogo me explicó) le pidió el divorcio. Ella se lo otorgó inmediatamente.

Esta señora, antes de la cirugía de obesidad, se sentía muy disminuída, frágil, e insegura. Carecía del coraje para enfrentar a su esposo. La normalización de su peso, su atractiva apariencia física, la fortalecieron como para manejar hábilmente los abusos de su cónyugue. Me dijo: *"No lamento para nada el divorcio. Este hombre me hizo un favor. ¡Estoy teniendo una vida maravillosa desde que me separé!"*

Considere otro escenario: Usted tuvo el bypass gástrico y perdió 100 o 200-libras (45 a 90 Kg) y está sumamente satisfecho/a con los resultados.

Si uno de sus "amigos" o parientes sufre de obesidad mórbida y por una razón u otra no ha podido alcanzar resultados similares, él o ella puede resentirlo. Reina la frustración.

Inicialmente, la actitud de este personaje puede ser placentera y diplomática, pero no transcurrirá mucho tiempo para que usted note que el día de su cumpleaños no recibirá la tarjeta celebratoria que había llegado a la puerta de su casa cada año por las últimas dos décadas.

En otra oportunidad, una de estas personas pudiera decirle: *"Es cierto, te ha ido muy bien, pero la verdad es que ¡podías haber quedado mejor! . . ."*

O simplemente, ella o él lo/a llamarán cada muerte de obispo cuando previamente, lo hacía tres a cuatro veces a la semana.

Hay caracteres disfuncionales que no tienen la capacidad de disfrutar, y ni siquiera presenciar la felicidad de otros seres humanos. No saben como extirpar sus rencores profundos, sus emociones negativas. Su éxito les hace recordar sus fracasos. Su logro abre heridas por donde drenan la purulencia de sus sinsabores, sus defectos de personalidad, sus miserias e inseguridades. Usted representa la concreción de un triunfo que ellos no pudieron materializar, el brindis de alegría que no alcanzaron a celebrar. Cuando levantan sus copas de champagne, las burbujas desaparecen.

Física, psicológica, y emocionalmente usted estará mucho mejor que ellos. Social y profesionalmente, avanzará su agenda y logrará buenos resultados.

Estas almas atormentadas pueden llegar a ser bastantes tóxicas, particularmente si usted permite que lo/a utilicen como si fuera una bolsa de pugilista.

Hay muchas almas turbias en este mundo. Se las ve en todos los niveles socio-económicos, culturales, y educacionales. Le sugiero se prepare para tratar con estas reacciones. No se sorprenda si ve alguno de sus "queridos amigos" ventilando sus sinsabores espontáneamente o de una manera disfrazada, disimulada, pasiva-agresiva, y punzante como alambre de púa.

Y ahora, las buenas noticias: Su triunfo evocará gran felicidad y alegría en las personas que lo/a quieren de verdad. Ellas se regocijarán viendo su progreso y sinceramente compartirán su felicidad.

Cuídese de aquellos que no han sido receptivos a su gran esfuerzo, y termine aceptando que cierta gente que apreció mucho en el pasado, no merecía ese privilegio tanto como usted lo creía.

No cabe la menor duda que hay personas maravillosas en este mundo. Lo que resulta más laborioso y difícil, es encontrarlas.

CAPÍTULO 12

UNA CONVERSACIÓN CON DOS PROMINENTES CIRUJANOS BARIÁTRICOS

El conocimiento y la experiencia marcan las grandes diferencias.

Durante años he tenido el privilegio de compartir consultas cardiológicas en pacientes tratados por dos maestros de la cirugía de obesidad. Y fue precisamente esa experiencia la que me permitió observar lo exitoso que puede llegar a ser el tratamiento quirúrgico de la obesidad mórbida.

El Dr. Roberto T. Barema, FACS., es el Director de US Bariatric, el Director Médico de Bariatrics, Holy Cross Hospital, Fort Lauderdale, Florida, y el Director Médico de Bariatrics del Celebration Health Hospital, Orlando, Florida.

El Dr. Carlos Carrasquilla, FACS, es el Director del Surgical Weight Loss Institute, University Hospital, Tamarac, y Director del Surgical Institute for Weight Control, Fort. Lauderdale, Florida.

Los doctores han contestado algunas preguntas relacionadas con la cirugía para la obesidad mórbida. Sus comentarios son el resultado de años de total dedicación a su profesión y gran experiencia.

Chapunoff. Roberto y Carlos: He estado anticipando esta entrevista con gran expectativa durante cierto tiempo, y no tienen la menor idea cómo pienso disfrutarla. Ésta es una situación excepcional. No es nada común ver a un cardiólogo sosteniendo una cándida charla indagando los pensamientos de dos cirujanos de obesidad que están considerados entre los mejores en el mundo.

También representa una oportunidad especial para que las personas interesadas en la materia, se familiaricen con asuntos relacionados con la obesidad mórbida y la manera de encararlos.

Algunos temas a tratar son sensibles y provocativos, y anticipo que algunos se incomodarán con ellos. Hay corporaciones de seguros de salud que manejan la cobertura de los obesos mórbidos de manera no sólo inadecuada, sino peligrosa para la salud y sobrevivencia de pacientes. En un próximo capítulo nos referiremos más directa y específicamente a este problema.

Pienso que el discutir asuntos controversiales representa un llamado de atención constructivo para solucionar los conflictos y las complejidades de la dolencia que estamos tratando. Espero que la transmisión de estas ideas generarán resultados positivos en el ámbito corporativo y legislativo.

Por favor, permítanme presentar las preguntas de manera directa y sin ambiguedades. Ésta es la primera:

Una persona está buscando un eficiente cirujano de obesidad y no está segura sobre la manera de seleccionarlo. Llama a su instituto y solicita una lista de diez pacientes que ustedes operaron con el propósito de contactarlos para recabar información sobre la experiencia que han tenido con ustedes, sus ayudantes, y la institución hospitalaria.

¿Pueden decirme cómo ustedes reaccionan a este llamado?

Carrasquilla. Los pacientes que consideran la posibilidad de someterse a cirugía de obesidad están no solamente interesados en discutir la operación con nosotros, sino también con otras personas que ya han atravesado por esa experiencia. Ésta es una de las razones que nos ha llevado a sostener seminarios mensuales en nuestro instituto. Aquí los pacientes tienen la oportunidad de compartir sus preocupaciones y hacer todas las preguntas que desean.

También mantenemos un registro de nombres y números telefónicos de los pacientes que han tenido cirugía de obesidad, de manera que nuevos enfermos puedan contactarlos directamente y conversar con ellos, personal y confidencialmente. Ésto, naturalmente, se efectúa con la aprobación y autorización previa del paciente.

Marema. En U.S. Bariatrics, desde la primera entrevista, un equipo multidisciplinario está dedicado al tratamiento exitoso de cada enfermo. Teniendo en cuenta que los pacientes son nuestros mejores evangelistas, buscamos todas las oportunidades posibles para conectarlos con ellos.

Tratamos que pacientes prospectivos atiendan nuestros grupos de apoyo. Esto les permite establecer sus propias conexiones con personas que están atravesando por diferentes períodos y niveles de tratamiento, o que ya hayan sido tratadas.

Chapunoff. ¿Qué porcentaje de pacientes que ustedes han tratado con cirugía de obesidad mantienen su peso normal—o cerca de lo normal—cinco años después de la operación?

Marema. Cinco años después de la operación, más o menos el 65% de los pacientes han logrado mantener su peso deseado. Sin embargo, el 95% ha perdido por lo menos la mitad de su exceso de peso y el 85% perdieron por lo menos las tres cuartas partes de su exceso de peso.

El éxito depende fundamentalmente, de los cambios de conducta, la eficiencia de sus actividades físicas, y el régimen nutricional que nuestro equipo promueve. Éstos deben implementarse indefinidamente.

Carrasquilla. Nuestras estadísticas muestran que el promedio de pérdida de peso de todos los pacientes a los doce meses después de la cirugía es de 71% de su peso excesivo. Cinco años después de la cirugía, el 70% de todos esos pacientes son capaces de mantener un peso normal, o aproximadamente normal.

La cirugía bariátrica no es algo mágico. Simplemente asiste a los pacientes a perder peso, pero sólo cuando se acompaña de cambios radicales en la forma de pensar y actuar con respecto a los hábitos alimenticios, ejercicios, y otras medidas necesarias.

Es ampliamente conocido el hecho de que un exceso de peso de 100 libras (45,45 kg) o más se conoce como "obesidad mórbida" y que los métodos convencionales para corregirla tienen una incidencia de fracaso descorazonante que alcanza el 98%.

Debe recordarse que se necesita mantener un estado de vigilancia perpetua.

Los métodos que se han utilizado en el pasado, no han producido resultados. Ahora que existe la opción de la cirugía bariátrica, son los mismos pacientes los que tienen el timón en sus manos. Son ellos los que deben preservar los beneficios del tratamiento quirúrgico. Todo no termina con la operación. Se requiere una supervisión regular en el futuro para detectar problemas menores, antes que se transformen en dificultades serias.

Chapunoff. Podrían hacer referencia a la American Society for Metabolic and Bariatric Surgery (ASMBS) y la Surgical Review Corporation (SRC) y el papel vital que juegan estas organizaciones?

Marema. La guía para la eficiencia de los cirujanos para procedimientos bariátricos puede encontrarse en el website del Internet de la American Society for Metabolic and Bariatric Surgery, *www.ASMBS.org*

Una prolongación de la ASMBS (American Society for Metabolic and Bariatric Surgery) es la SRC (Surgical Review Corporation), una organización pionera dedicada a lograr excelentes resultados quirúrgicos. Fue creada para promover los niveles de cirugía con el máximo de eficacia y seguridad. Esta compañía investiga las calificaciones y la calidad de los centros de obesidad y sus cirujanos que aplican para la certificación. Por favor, note que muchos centros no aplican porque prefieren no hacerlo, por una variedad de razones.

Chapunoff. ¿Qué sucede con los requerimientos para la cirugía de bypass del estómago versus el método laparoscópico, que no requiere una gran incisión abdominal sino un par de agujeritos en la pared abdominal?

Marema. Los requerimientos exigidos para practicar la cirugía con incisión amplia abdominal versus la cirugía laparoscópica, son diferentes. Los últimos son más estrictos y demandantes. Un cirujano que practica la cirugía por una incisión abdominal, necesita entrenamiento especial para proceder con una intervención laparoscópica.

En nuestras manos en U.S. Bariatric, la técnica laparoscópica es un procedimiento más seguro que la intervención por incisión abdominal. Además, los pacientes lo prefieren porque tienen menos molestias y dolor pos-operatorio y se recuperan más rápidamente.

El procedimiento Roux-n-Y de bypass gástrico ha sido ejecutado en pacientes no obesos por varias décadas, como ha ocurrido en pacientes con úlceras complicadas. O sea, no hace falta que el cirujano se entrene especialmente para esta técnica.

Debido a que la cirugía bariátrica tiene aspectos muy especiales con los que el cirujano necesita estar bien familiarizado, es necesario que éste adquiera conocimientos y entrenamiento que son muy específicos.

Las técnicas laparoscópicas y otras intervenciones de cirugía bariátrica se han difundido en Estados Unidos. Más del 50% de los cursos de laparoscopia en general, incluyen entrenamiento en cirugía bariátrica.

En la actualidad, muchas especialidades quirúrgicas, incluso cirugía de trasplante, no tienen un proceso de certificación para llegar a ser "Diplomado" en la especialidad. Sin embargo, los entrenamientos se encargan de desarrollar la capacidad adecuada de los ejecutantes.

Los pacientes prospectivos y sus médicos generales, tanto como las compañías de seguro, son aconsejados a buscar por proveedoras calificados a través del Surgical Review Corporation Certification of Surgeons and Centers. Esto los ayudará a asegurarse la selección de profesionales competentes. No puedo decirte cuantas veces he visto pacientes con malos resultados de una primera operación, quienes requirieron cirugía correctiva.

Carrasquilla. La década de 1990 fue testigo del trabajo pionero del Dr. Alan Wittgrove, del Sur de California, quien tuvo la audacia de realizar la primera operación de bypass gástrico utilizando la técnica laparoscópica. Fue un verdadero éxito.

De ahí en adelante, se originó "la era de expansión" de la cirugía bariátrica.

En aquel entonces, existían muy pocos cirujanos capacitados para ejecutar operaciones bariátricas. A partir del Dr. Wittgrove, estas operaciones, y de manera casi explosiva, se hicieron más populares. Lo que originó esa popularidad, fueron sus excelentes resultados.

Aunque muchos de nosotros teníamos previa experiencia en técnicas laparoscópicas avanzadas, no había cursos especiales para enseñarlas, o el número de facilidades de entrenamiento que existen actualmente. El cirujano altamente motivado debía buscar, indagar, investigar, y llevar a cabo su propio programa de entrenamiento. Este incluía entrevistas privadas con expertos, conferencias, observación de otros ejecutantes, y enseñanzas de cirujanos de gran competencia y vasta experiencia.

Hasta recientemente, no había un sistema que informaba sobre los resultados de las operaciones. La American Society for Metabolic and Bariatric Surgery decidió nombrar un grupo de cirujanos de distintas partes de Estados Unidos para formar la Surgical Review Corporation.

Lo que realmente distingue un programa de cirugía bariátrica superior de uno mediocre, no es solamente el aspecto quirúrgico, sino su estructura y dinámica total, desde la selección apropiada del paciente hasta la continuada observación pos-operatoria, educación del enfermo, la calidad del personal que forma el "equipo" bariátrico, las facilidades avanzadas hospitalarias, todo lo cual contribuye a la implementacion de un programa eximio.

Trágicamente, y para detrimento de los enfermos bariátricos, el campo de la cirugía bariátrica se ha contaminado con influencias económicas y está plagado con problemas de seguros de salud. Como discutimos este asunto en un capítulo próximo, no voy a elaborar sobre el tema en este momento.

Los parámetros disponibles para identificar los cirujanos que han alcanzado un nivel de perfeccionamiento en las técnicas operatorias como para proveer servicios altamente profesionales con un mínimo de incidencia de complicaciones, se concentran en la certificación de la Surgical Review Corporation que cuidadosamente examina los antecedentes profesionales, los resultados de la cirugía y determina cuando un hospital y sus cirujanos puede llamarse un Centro de Excelencia (Centers of Excellence). También se tiene en cuenta las opiniones de los médicos, de la comunidad, y la dedicación del programa.

Chapunoff. Algunas corporaciones de seguros han seleccionado sus propios Centros de Excelencia, que no son necesariamente los que han sido seleccionados por la Surgical Review Corporation. ¿No les parece a ustedes que estos lugares deberían ser sospechados de seleccionar profesionales y hospitales que no son los mejores calificados con el propósito de reducir sus costos?

Carrasquilla. Sí, realmente, uno debe sospecharlo.

Chapunoff. Yo examino enfermos obesos mórbidos que tienen poquísimo conocimiento sobre la enfermedad y su tratamiento quirúrgico. También he notado que profesionales del campo de la salud, frecuentemente aconsejan a sus pacientes no someterse a un tratamiento quirúrgico de la obesidad, cuando realmente, su experiencia en esta materia es insignificante o nula.

¿Pudieran comentar sobre este punto?

Marema. El origen de esta actitud negativa de muchos médicos se remonta a lo que yo llamaría "los días de tinieblas" de la cirugía bariátrica, cuando muy pocos cirujanos ejecutaban estas operaciones.

Estos procedimientos han existido por los últimos cincuenta años, y sin duda, mucho se ha aprendido y mejorado en ese tiempo. En la actualidad, los profesionales que rechazan la cirugía de obesidad lo hacen basados en alguna experiencia anecdotal. Pienso que es la obligación de un profesional, el familiarizarse con las realidades actuales y transmitírselas a sus pacientes. Si esto se hiciera, existiría un apoyo más universal, más amplio, de la cirugía bariátrica.

La obesidad ha alcanzado proporciones epidémicas en Estados Unidos, y lo mismo está sucediendo en otros países. Debemos hacer todo lo posible para informar al público y a profesionales de la salud sobre los progresos y el estado actual de la cirugía bariátrica.

Carrasquilla. Sí, ciertamente estoy de acuerdo con Roberto. No cabe ninguna duda que mucha gente—profesionales incluídos—carece de información suficiente sobre el tema. Abundan y prevalecen nociones preconcebidas. Esto es lamentable e injusto, ya que resulta en sufrimientos innecesarios y pérdidas de vidas.

Aunque complicaciones pueden ocurrir—y sin duda ocurren en los mejores centros médicos—en líneas generales, su prevalencia y gravedad mucho dependen de la capacitación y experiencia del profesional.

Muchos doctores viven con sus pasados conocimientos e ignoran las técnicas modernas que producen resultados sobresalientes. Esta falta de familiaridad con el tema suscita temor. Es una reacción natural: el miedo a lo desconocido.

La mortalidad anual de la obesidad mórbida en EE.UU. y sus co-morbididades es aproximadamente de 400.000 pacientes, o 1.100 personas por día. Nos incumbe a todos hacer lo humanamente posible para mejorar esas estadísticas.

Infortunadamente, hay médicos que tienen intereses económicos en la administración del cuidado médico de sus pacientes, y actúan irresponsablemente cuando niegan a sus enfermos obesos mórbidos la posibilidad de ser referidos a un centro especializado que considere la opción quirúrgica, o les suministran información falsa y equívoca para evitar los gastos que implicaría un tratamiento operatorio, sabiendo que el tratamiento convencional de esta condición arrastra un porcentaje de fracaso del 98%.

Tuvimos la oportunidad de tratar una paciente que llegó a nuestra consulta en silla de ruedas asistida por un tanque de oxígeno. No podía caminar a causa de su obesidad mórbida. Su médico le había negado el referido a un cirujano bariátrico. Le aconsejó que se preparara para morir, ya que era "el final". Tuvo cirugía en nuestro instituto, y en la actualidad juega al tenis con su hija.

Eduardo, debo decirte que tengo una colección de aberraciones semejantes. ¡Y Roberto tiene la suya propia!

Chapunoff. Estoy seguro que podrían escribir un libro sobre este tipo de experiencias.

Pasando a otro tema: ¿Qué dolencias gastro-intestinales representan una contraindicación para la cirugía de obesidad?

Carrasquilla. En mi opinión, la cirugía de obesidad está contraindicada en casos de enfermedad inflamatoria intestinal activa, cáncer activo, y cirrosis de hígado avanzada. De cualquier manera, el cirujano debe tomar su decisión no basado en generalidades, sino cada caso individual. Consultas con un gastroenterólogo y otros especialistas son necesarias para alcanzar un consenso y decidir la operación más apropiada.

Marema. Hay pocas contraindicaciones para la cirugía de obesidad. Un cáncer recientemente descubierto debe evaluarse individualmente para estimar su posible impacto en la sobrevivencia del paciente, y la capacidad de su organismo para combatirlo, en caso de llevar a cabo la cirugía bariátrica. Algunas enfermedades inflamatorias del intestino, ciertamente impactan la decisión sobre el tipo de cirugía a considerarse.

Chapunoff. ¿Cuáles son las complicaciones inmediatas o demoradas post operativas que más les preocupan?

Marema. Lo más preocupante inmediatamente después de la operación es la disrupción de la sutura o staples (ganchitos metálicos) que se han utilizado para unir el estómago con el intestino y la pérdida de líquido gastrointestinal que se drena en la cavidad abdominal. Al mismo nivel preocupante están los coágulos que pudieran desprenderse de las piernas o muslos y viajar al pulmón (embolismo pulmonar).

Para prever la filtración del líquido gastrointestinal, reforzamos las líneas de sutura y las protegemos con dos líneas de puntos, y utilizamos todo tipo de precauciones y técnicas conocidas para que esto no suceda. En manos experimentadas, el riesgo que esto ocurra es pequeño.

También adoptamos medidas para prevenir la formación de coágulos en las extremidades inferiores, y estimulamos a los pacientes a caminar y aumentar su actividad física el mismo día de la operación, y de ahí en adelante, continuar ejercicios físicos progresivos indefinidamente.

El uso de drogas anticoagulantes representa otra forma de protección. Dispositivos automáticos que ejercen presión en las piernas durante y después de la cirugía contribuyen a disminuir el riesgo en la formación de coágulos.

Es de interés notar que los coágulos en las piernas o muslos a los que estoy refiriéndome, son raros en pacientes que se operan con el método laparoscópico en comparación con los que operábamos practicando un gran incisión abdominal. Esta es una de las razones importantes que explica la marcada reducción del riesgo operatorio visto con esta técnica.

También es mayor riesgo permanecer en estado de obesidad mórbida que someterse a la cirugía laparoscópica para corregirla.

Las complicaciones tardías, como la deficiencia de minerales y vitamínica, son preocupantes. Sin embargo, pueden evitarse proporcionando al paciente dosis diarias de estos suplementos, especialmente creados para enfermos bariátricos.

En la actualidad, no hay razón que justifique la falta de detección y tratamiento de vitaminas y minerales por tiempo prolongado.

Carrasquilla. Cada paso en el curso del tratamiento demanda atención cuidadosa. Esto incluye el pre-operatorio, la operación misma, y naturalmente, el período pos-operatorio.

Como Roberto acaba de decir, una de las preocupaciones principales es la formación de coágulos en las venas de las extremidades inferiores.

Cualquier operación grande predispone a esta condición, incluso en las personas jóvenes y saludables, y en aquellas de peso normal. Esta tendencia se acentúa en los estados de obesidad y más aún cuando se practican procedimientos quirúrgicos.

Si uno de estos coágulos se desprende de una vena y alcanza el pulmón, puede causar problemas. Es el llamado embolismo pulmonar. Como mencionó Roberto, insistimos en el movimiento de las piernas tan pronto como pueda hacerlos después de la operación, así como la compresión intermitente por botas especiales, y el uso de anticoagulantes.

El "leak" o líquido filtrado gastrointestinal puede ser fatal si no es descubierto a tiempo y tratado rápida y eficientemente.

Existen otras complicaciones que caracterizan cualquier otro tipo de operación intra-abdominal que son relativamente de importancia menor.

Desde un punto de vista técnico y al nivel personal, el desafío más grande del tratamiento es la operación misma, aunque es fundamental tener cierta perspectiva: La preparación del paciente pre-operatoria y el cuidado pos-operatorio son esenciales.

En lo que al paciente se refiere, su momento más difícil, yo creo, es el primer día que sigue a la operación, cuando se recupera de la anestesia y siente molestias, a veces lo suficientemente desagradables como para preguntarse a sí mismo/a si tomó una decisión sabia al decidir por esta forma de tratamiento.

Durante el segundo día pos-operatorio, la recuperación es más evidente y la mejoría es considerable.

Chapunoff. Carlos, tú recién mencionaste el "leak" o la pérdida de jugos gastrointestinales por la línea de sutura operatoria. Eres el creador de una técnica especial que reduce substancialmente la incidencia de esta complicación. ¿Nos puede decir algo sobre ella?

Carrasquilla. Claro que sí, Eduardo. La incidencia de leaks pos-operatorios es del 2 al 5%. En los mil casos que nosotros operamos y publicamos, solamente tuvimos un leak. Y el enfermo lo sobrevivió con tratamiento médico. Una re-operación no fue necesaria. Estos resultados equivalen a una incidencia de esta complicación de sólo .1%.

Chapunoff. Los leaks pos-operatorios son infrecuentes, pero cuando ocurren, causan molestias físicas y emocionales, además de una hospitalización más prolongada. Esto, como es natural, aumenta los costos.

Sin duda, una operación sin complicaciones resulta más económica que una operación que se ha complicado. Carlos, si tu técnica innovativa para reducir la incidencia de leaks fuera ampliamente utilizada, ¿qué significaría desde el punto de vista económico?

Carrasquilla. Si consideramos el número total de casos de cirugía bariátrica ejecutados en Estados Unidos en un año, y si estimamos la ocurrencia promedio de leaks pos—operatorios de un 3.5%, y si todos los cirujanos usaran este método y fueran igualmente exitosos en los resultados, esto es, logrando una incidencia de leaks pos-operatorios de .1%, aproximadamente 1.880 vidas se salvarían anualmente.

Un calculador nos informa que se gastarían 1.2 billón de dólares MENOS.

¿No te parece que las compañías de seguros gozarían estos resultados?

Chapunoff. Oh, claro que sí¡Te transformarías en una especie de héroe para ellos! Hay varias operaciones para tratar la obesidad. ¿Cuál es el procedimiento favorito para ustedes? Y les agradecería me dijeran por qué.

Carrasquilla. La operación preferida en la actualidad, es el Roux-n-Y. Además de producir una pérdida rápida de peso, los pacientes que sufren de diabetes tipo 2, normalizan sus niveles de glucosa de manera dramática. Tanto es así, que muchos de ellos no necesitan más medicinas anti-diabéticas.

Algo similar ocurre con la hipertensión. Es maravilloso ver cómo la presión arterial y la glucosa sanguínea mejoran tanto, y tan velozmente.

La banda gástrica ajustable es un procedimiento menos invasivo. El tipo de operación es seleccionado de acuerdo a las necesidades individuales. Conversamos con el enfermo sobre los detalles de corto y largo alcance, y el/ella participa en la decisión final.

Marema. El Roux-n-Y bypass gástrico ha sido el procedimiento bariátrico preferido ya por varias décadas. Me fascinan las dificultades técnicas de esta operación y siempre la llevo a cabo con un deseo vehemente de ejecutarla tan impecablemente como sea humanamente posible.

La banda gástrica ajustable es una operación más segura, pero el paciente pierde peso con un ritmo más lento y con menos predictabilidad. Desde el punto de vista técnico, este procedimiento es mucho más sencillo que el bypass gástrico.

Chapunoff. ¿Podrían mencionar situaciones en las cuales ustedes se vieron forzados a revertir un método empleado y proceder con otra modalidad quirúrgica más conveniente para el paciente?

Marema. La revisión de operaciones restrictivas, tales como el stapling del estómago durante la Roux-n-Y es la más común de estas operaciones. Se aplica sobre todo en un paciente que padece de vómitos reiterados que aparecieron después de la primera intervención, cuando el saquito estomacal quedó muy apretado.

Estas operaciones son clasificadas como "revisiones" y deberían solamente ser ejecutadas por un cirujano que ha acumulado mucha experiencia en procedimientos bariátricos básicos o primarios, y que también posea entrenamiento en el manejo de situaciones "revisionistas".

Carrasquilla. Estoy totalmente de acuerdo con Roberto. Hemos tenido ocasión de reoperar pacientes tratados en otras facilidades con stapling gástrico o bypass del intestino delgado. Los llevamos a cirugía y realizamos el Roux-n-Y, la cual representaba una operación mejor para ellos, en ese momento.

Chapunoff. Por favor, permítanme retornar al "leak" que inmediatamente sigue a la operación, cuando el contenido gástrico intestinal se filtra a través de la línea de sutura.

Aquí hay dos problemas:

1- La detección del filtro
2- La decisión de retornar el paciente a la sala de cirugía

Los jugos intestinales que salen del tracto alimentario y se filtran en la cavidad abdominal producen peritonitis. El diagnóstico de peritonitis es particularmente difícil en el paciente obeso mórbido. Una persona delgada muestra un abdomen rígido a la mano del médico y resulta fácil (no siempre) diagnosticar peritonitis. Este gran signo diagnóstico se esfuma cuando hay gruesas capas de adiposidad entre la mano del médico examinador y la cavidad abdominal.

¿Pudieran decirme qué pasa por sus mentes cuando sospechan la posibilidad de un leak, pero realmente, no están seguros de que haya ocurrido? Deben tomar una decisión en ese momento. Por una parte, no desean retornar el paciente al quirófano para una nueva operación, apenas terminada la anterior, pero si no lo hacen, y el paciente está teniendo una peritonitis aguda y no se lo opera, puede perder su vida.

Marema. Eduardo, la decisión de retornar el paciente a la sala de operaciones no es nunca fácil. Sin embargo, cuando el leak está en duda, pero se sospecha su presencia, es preferible reoperar inmediatamente y evitar demoras que pudieran terminar en complicaciones peligrosas.

Si los signos vitales del enfermo—pulso, presión, temperatura—están inestables al terminar la operación de bypass gástrico, y otras causas de inestabilidad, como el embolismo pulmonar, por ejemplo, son muy improbables, es mandatario el retorno a la sala de cirugía.

A pesar de las dificultades que existen para identificar signos claros que faciliten la indicación para la reoperación, un marcado índice de sospecha y la inclinación a proceder por "instinto", deben ser parte del armamentario del cirujano.

Carrasquilla. El reconocimiento de una inmediata complicación pos-operatoria es extraordinariamente importante. Y es justamente, en estas circunstancias, donde la experiencia cuenta.

Incidentalmente, un signo que considero importante para diagnosticar un leak intra-abdominal es un pulso acelerado persistente.

Chapunoff. Mi siguiente pregunta se refiere a las vesículas.

¿Qué piensan ustedes sobre la extirpación de la vesícula (colecistectomía) en el momento que se efectúa la cirugía de bypass gástrico? Esto es algo que se hacía regularmente hace años. En realidad, ciertas compañías de seguros "demandaban" la remoción de la vesícula al mismo tiempo de la cirugía de obesidad. De esta manera, se "mataban dos pájaros de un tiro".

La pérdida rápida de peso que sigue a la cirugía de obesidad causa mayor incidencia de piedras vesiculares. Así es que muchos cirujanos removían la vesícula para evitar la formación de cálculos.

¿Pueden ustedes aclararnos cuál es su posición al respecto?

Marema. En la actualidad, no removemos la vesícula simplemente porque contiene alguna piedra. Estudios han demostrado que la extirpación quirúrgica de la vesícula es más riesgosa cuando se ejecuta al mismo tiempo del bypass gástrico Roux-n-Y.

En nuestra práctica, menos del 2% de los pacientes con cálculos vesiculares requieren la colecistectomía después del bypass gástrico lo que significa que más o menos uno de cien pacientes no necesita la operación. Veamos esto de otra manera: estaríamos removiendo noventa y ocho de cada cien vesículas que no necesitan que las toquen.

Carrasquilla. Cuando comenzamos la ejecución de estas operaciones, extirpábamos la vesícula de manera rutinaria. Con el tiempo, nuevas estadísticas demostraron que es preferible no intervenir una vesícula normal. De esta manera se evitan complicaciones que ocurrirían por someter al paciente a una segunda operación.

La incidencia de problemas vesiculares en pacientes que tuvieron bypass gástrico, no ha resultado ser tan frecuente como se había esperado hace años.

Chapunoff. Las complicaciones nutricionales después de la operación de bypass gástrico pueden ser significantes y peligrosas a menos que se descubran tempranamente y se traten como corresponde. Me refiero a la deficiencia de proteína, hierro, calcio, magnesio, y potasio.

En sus respectivas prácticas, ¿cómo manejan esta situación? ¿ven a sus pacientes regularmente o recomiendan que el médico de cabecera supervise este detalle?

Marema. En nuestro instituto preferimos supervisar la suplementación de macronutrientes (proteína, grasa), y los micronutrientes (vitaminas y minerales). Queremos evitar a toda costa la depleción de estas substancias. La cantidad y composición de los suplementos están específicamente calculadas para los pacientes bariátricos.

Nos interesa mucho ayudar a los médicos generales que siguen a estos enfermos, y sobre todo, cuando los últimos viven lejos de sus médicos.

Carrasquilla. Nosotros seguimos una rutina en estos casos: Deseamos que los pacientes nos reporten su estado actual regularmente. Queremos evitar cualquier tipo de omisión o error. Las complicaciones nutricionales pueden ser serias.

Chapunoff. Una vez vi un enfermo que uno de ustedes operó que pesaba más de 600 libras (272,72 kg). En realidad, había llegado a pesar más de 800 libras (363,63 kg).

El operar a un paciente con abdomen delgado es algo muy diferente de alcanzar el estómago y los intestinos de un individuo que tiene una capa impresionante de tejido graso entre la piel y esos órganos.

El que no es cirujano pensaría que una incisión grande en el abdomen expone los órganos abdominales de mejor manera. Atravesar capas interminables de adiposidad y lograrlo haciendo unos diminutos agujeritos en la pared abdominal, que es exactamente lo que ustedes hacen con la cirugía laparoscópica, aparenta ser un enorme esfuerzo. Yo me pregunto cómo pueden alcanzar el estómago y el intestino delgado, cortarlos, unirlos, cuando están rodeados de cantidades desesperantes de grasa. Si me permiten ser directo sobre este punto: ¿Cómo diablos logran hacerlo?

Marema. Eduardo, la cirugía laparoscópica es técnicamente engorrosa. No cabe ninguna duda. Y cuanto más obeso es el paciente, más difícil es. Aunque te cueste creerlo, este procedimiento permite mejor visualización que la cirugía de abdomen abierto. Los planos de órganos y tejidos se vislumbran mejor y se pueden observar detalles anatómicos más claramente de estructuras vitales. Eso permite concluir la operación exitosamente.

Ahora, te diré con toda modestia pero también con firme convicción: la experiencia del cirujano es de importancia fundamental.

Carrasquilla. A primera vista, uno pensaría que una incisión abdominal extensa permitiría la exposición mejor de los órganos intra-abdominales. Sin embargo, con la cámara viajera y la luz que nos guía, introducidas adentro del abdomen, se pueden detectar zonas remotas que generalmente no son captadas por el examen del ojo directo. Como es de esperar, es imperativo que el cirujano esté bien entrenado y experimentado para ejecutar este tipo de operaciones. Yo creo que la cirugía laparoscópica le otorga al paciente las mejores chances de éxito en su tratamiento.

Un tubo que es una extensión tubular de la lente de la cámara contiene una luz que ilumina la cavidad abdominal a través de un sistema fibro-óptico. Es como una extensión de nuestros dedos y un instrumento muy delgado que permite disecar, cortar, y suturar. También utilizamos un sistema de staples (clips, ganchitos metálicos) que reemplaza a las suturas tradicionales. La tecnología ha mejorado tanto este sistema que facilita notablemente la ejecución de estos procedimientos.

Chapunoff. La cirugía bariátrica se ha estado utilizando más en niños. ¿Pudieran comentar algo sobre este punto?

Carrasquilla. Debo referir esta pregunta a cirujanos especializados en la materia. Hay pocos expertos en este campo en Estados Unidos. Infortunadamente, la incidencia de obesidad en los niños y adolescentes ha aumentado considerablemente. Tanto es así, que a menudo, las enfermedades que coexisten con la obesidad mórbida se desarrollan antes que el paciente alcance la edad adulta.

Marema. Es esencial tratar y prevenir esta pandemia de obesidad en niños. Pienso que la cirugía bariátrica puede salvar la vida de niños que sufren de obesidad mórbida y quienes tienen la madurez suficiente para cumplir con las instrucciones y recomendaciones médicas. Ahora bien, no interpretes esto como el endorso automático y extenso de la cirugía bariátrica en niños. Los pacientes deben ser exquisitamente seleccionados y observados después de la operación indefinidamente en instituciones especialmente organizadas con programas multidisciplinarios.

Chapunoff. ¿Cuántos procedimientos quirúrgicos ustedes piensan que un cirujano debe ejecutar para ser considerado por sus colegas un cirujano competente en la cirugía bariátrica? Me estoy refiriendo al tipo de cirujano que ustedes elegirían para operar, digamos, a sus esposas, padres, hijos, o ustedes mismos.

Marema. Creo que tu pregunta involucra dos indagaciones diferentes. Para cirugía bariátrica laparoscópica, un cirujano alcanza nivel competente después de ejecutar más o menos 140 operaciones. Es el número con el que están de acuerdo la mayor parte de los cirujanos. Naturalmente, cuando más casos se realizan, mayor es la seguridad para el paciente y los buenos resultados.

Ahora bien, para operarme yo mismo o un miembro de mi familia, me sentiría más confortable sabiendo que el cirujano ha operado por lo menos 500 casos.

La experiencia tiene un valor incalculable y así lo entienden todos los cirujanos que la han adquirido.

Carrasquilla. Eduardo, yo personalmente, creo más en la competencia y el talento que en números. Considero que el número de operaciones es menos importante que sus resultados. Siempre ha existido el primer paciente tanto como han existido los primeros cien pacientes.

Se ha reportado que la incidencia de complicaciones disminuye después que un cirujano practicó sus primeras cincuenta operaciones. Sin embargo, pienso que es difícil otorgarle crédito total a esta opinión, ya que la dedicación personal del cirujano y su habilidad son esenciales.

En líneas generales, claramente, los mejores resultados son proporcionales a la destreza y experiencia del cirujano.

Chapunoff. Encuentro muy interesante ver que sus opiniones en este punto son divergentes, y al mismo tiempo, lógicas y razonables.

Quisiera ahora desviar mi siguiente pregunta hacia una zona en donde prevalecen aspectos psicológicos y de conducta. Específicamente, me refiero al sexo. ¿Pudieran comentar o relatar ciertas experiencias sexuales de pacientes obesos mórbidos?

No hace mucho tiempo vi a un paciente que uno de ustedes operó. Tenía 38 años de edad, y pesaba 380 libras (172,72 kg). Después de alcanzar 300 libras de peso (136,36 kg), no pudo tener más actividad sexual con su esposa. Antes de ese peso, podía hacerlo pero solamente, en su piscina. Se sentía mucho mejor inmerso en agua y podía tener sexo bastante bien. Cuando su peso excedió las 300 libras (136,36 kg), su fatiga, dificultad respiratoria y las dificultades para encontrar su pene oculto debajo de su pliegues adiposos abdominales, le resultó imposible proceder con el acto sexual.

Roberto: ¿Hay alguna experiencia sexual de uno de tus pacientes que quisieras relatar?

Marema. Si, Eduardo, tengo unas cuantas, pero te contaré una que nunca podría olvidar, aunque lo quisiera: Fue un incidente algo surreal. Cuando ocurrió, me pellizcaba la piel para convencerme que no estaba soñando.

Estaba yo atendiendo un grupo de apoyo cuando uno de mis pacientes me dijo que había decidido separarse de su marido para tener una relación íntima conmigo, ya que yo había cambiado su vida tan radicalmente, y para mejor . . .

Inmediatamente le expliqué que eso no era posible y lo correcto era que ella volviera con su marido y buscara terapia individual y también de pareja.

Chapunoff. Sin duda, Roberto, es una experiencia original.

Marema. Sí, Eduardo, lo es. Los problemas psicológicos y emocionales de los pacientes que sufren de obesidad mórbida, son, con frecuencia, peculiares. La obesidad es un desorden de la alimentación, y aquellos que padecen este tipo de disturbio pueden ir de un extremo al otro.

Una vez hice un bypass gástrico en una enferma que tenía un historial de abuso sexual. Llegó a rechazar todo tipo de comida y se transformó en anoréxica. Hay quienes desarrollan aversión a los alimentos después de la cirugía bariátrica y pierden más peso de lo debido.

El punto crucial en este asunto es que las dos condiciones—el exceso y la insuficiente consumición de alimentos—tienen como base conflictos emocionales y psicológicos no resueltos que deben ser tratados por psicoterapeutas que aplican las técnicas de modificación de la conducta y cognitivas.

Es lamentable observar que algunos de los pacientes que han ganado peso después de la cirugía bariátrica sienten envidia por aquellos que están malnutridos.

También vemos enfermos que hacen una transferencia de adicciones: Después de someterse a la cirugía de obesidad y aprender a controlar la ingestión de alimentos inadecuados, se vuelcan al alcoholismo.

Infrecuentemente, sin embargo, vemos personas que no son felices después de la pérdida exitosa de peso que sigue a la cirugía bariátrica. Los pliegues de la piel, a veces prominentes, resultan molestos y cirugía plástica correctiva es necesaria, aunque no todos poseen los medios económicos para llevarlas a cabo.

A medida que los pacientes pierden peso después de la cirugía, esposos/as y amigos tienden a apreciar la mejoría del aspecto físico.

Las relaciones personales basadas en la sumisión del obeso hacia la pareja, tienden a desintegrarse.

Algunos esposos/as se sienten amenazados con el renovado aspecto físico atractivo de su compañero/a.

Existe una incidencia aumentada de abuso sexual en mujeres severamente obesas, y esto es otra de las razones que justifica la necesidad de intervenciones psicoterapéuticas.

He visto pacientes que llegaron a ser obsesos sexualmente luego de recuperarse de la cirugía bariátrica buscando constantemente relaciones extramaritales.

Los maridos de mujeres exitosamente tratadas a menudo expresan abiertamente la atracción por las formas de sus esposas. A veces tienen la impresión que tienen una esposa nueva, o incluso que están compartiendo intimidad con otra persona.

Las mujeres obesas tienden a ser infértiles y tener disminuído el deseo sexual (libido). Al perder peso, la fertilidad se recupera casi inmediatamente. No obstante, ellas necesitan esperar de 12 a 18 meses después del bypass gástrico antes de considerar un embarazo.

Chapunoff. Carlos, estoy seguro que tú, tanto como Roberto, te has enterado de experiencias íntimas de tus enfermos. ¿Hay alguna que pudieras recordar y compartir con nosotros?

Carrasquilla. Si, Eduardo, te diré una de ellas: Una vez operé a un hombre que pesaba casi 600 libras (272,72 kg). Él dependía de su madre para su higiene personal. No podía orinar por sí mismo porque no tenía la capacidad de alcanzar el pene con sus manos. Corrían rios de orina a través de sus muslos, piernas y pies. Tampoco podía ver su pene. Sufría de gran estrés, lo que es fácil de comprender. Un año después de su bypass gástrico redujo su peso a 324 libras (147,27 kg), pero realmente encontró "una nueva vida" cuando alcanzó a pesar 200 libras (90,90 kg). Su sexualidad reprimida experimentó un cambio dramático. Quiso revindicarse de sus pasadas restricciones y su vida se transformó en un torbellino de múltiples encuentros sexuales. Durante este período, se envolvió en el consumo de drogas ilícitas. Recibió tratamiento de un psicoterapeuta, lo que no fue suficiente para impedir que terminara preso.

Finalmente se recuperó, estabilizó su vida, y ahora tiene una relación estable con una sola mujer.

Otro caso que viene a mi mente es el de una mujer que necesitaba urgentemente cirugía de obesidad. Su marido "decidió" en contra de la operación porque temía que el aspecto futuro atractivo de su esposa la convencería de abandonarlo.

Chapunoff. Estos relatos, tanto como los de Roberto, son interesantes y educacionales.

El marido inseguro que tú acabas de mencionar, Carlos, me recuerda una de mis pacientes de 40 años que tuvo bypass gástrico. Diez y ocho meses más tarde, su aspecto era el de una mujer absolutamente hermosa. Me dijo: "Mi marido no pudo tolerar el verme tan bien. Me pidió el divorcio y contenta, se lo concedí en un segundo."

Este hombre estaba acostumbrado a abusarse emocionalmente de ella durante quince años de matrimonio. Su estima propia era tan pobre que no le permitía reaccionar contra su esposo. El siempre la disminuía y ofendía, su trato hacia ella era dictatorial.

Cuando la cirugía bariátrica la transformó, su marido se sintió más inseguro e incrementó la intensidad de las ofensas. Pero ahora, ella había cambiado. Era, realmente, otra persona, y había recobrado su estima propia. Él necesitaba abusarla emocionalmente pero ya no podía hacerlo. Un divorcio solucionó el problema y las discrepancias.

Marema. Estas y otras experiencias claramente demuestran cuán fuertes son las reacciones emocionales-psicológicas que acompañan a las personas que han atravesado por la experiencia de la cirugía bariátrica y los cambios importantes que pueden suceder en sus parejas.

Carrasquilla. ¡Exactamente! Sin duda, la dinámica de las relaciones marido-esposa, paciente-parientes, paciente-amigos y conocidos, cambia después de la cirugía bariátrica. Cada caso, naturalmente, es diferente y requiere soluciones específicas.

Afortunadamente, también presenciamos pacientes que normalizaron su peso luego de este tipo de tratamiento, que comenzaron una vida nueva con gran éxito en su vida social, personal, profesional, física, emocional, y sexual.

Chapunoff. ¿Cómo tienen sexo los pacientes obesos, y cuáles son sus limitaciones?

Marema. En realidad, infrecuentemente se lamentan de problemas sexuales. Lo que más yo he escuchado de ellos, es la gran dificultad que tienen para encontrar una pareja. Debe reconocerse que muchos tienen dificultades que no expresan. La higiene personal, por ejemplo, es de gran importancia y tiene que impactar y afectar negativamente el deseo y el acto sexual. La reacción puede ser del paciente, su pareja, o de los dos.

Carrasquilla. Hombres que normalizan sus pesos disfrutan simplemente el hecho de poder tocar sus genitales con las manos después de años de no poderlo hacer.

Chapunoff. Carlos y Roberto, llegamos al final de esta linda charla pero la reanudaremos en un capítulo siguiente en donde discuto los problemas de seguros de salud para personas que requiren cirugía correctiva. Quiero expresarles mi profunda gratitud por haber compartido conmigo y los lectores su sabiduría y experiencia en la materia.

Carrasquilla. Eduardo, he disfrutado mucho esta conversación. Y te doy mis gracias por haberme invitado a participar en tu trabajo.

Marema. Yo pienso y digo lo propio!

CAPÍTULO 13

INCERTIDUMBRES Y FRUSTRACIONES CON LOS SEGUROS DE SALUD

El tratamiento de la obesidad mórbida demanda ACCIÓN, en lugar de excusas, demoras, procrastinaciones y racionalizaciones que evitan o distorsionan la verdad y hacen peligrar la vida de los pacientes.

Los prestigiosos National Institutes of Health (NIH) ofrecieron la guía y el criterio para saber cuando una persona califica para una cirugía de obesidad.

Usted debería ser un candidato a esta forma de tratamiento si:

1- Tiene obesidad mórbida y un IMC de 40 o más alto, o un IMC de 35 asociado con co-morbididades tales como la hipertensión, enfermedad cardiaca, apnea obstructiva del sueño, diabetes, artritis severa de las caderas, columna lumbar, y/o rodillas
2- Ha tenido obesidad mórbida por los últimos cinco años
3- Ha tratado y hecho un esfuerzo auténtico, bajo la supervisión de un médico, y utilizado otros métodos para perder peso por los pasados dos años
4- No tiene historial de alcoholismo o use de substancias prohibidas o adictivas, o se ha recuperado totalmente de ellas

5- Está psicológicamente apto para los cambios dramáticos y permanentes en su estilo de vida, incluyendo, naturalmente, sus hábitos alimenticios

6- Tiene expectaciones realísticas y está completamente informado sobre los riesgos e inconvenientes de la cirugía bariátrica

Examinemos primero los pasos básicos que deben adoptarse para lograr la aprobación de los costos de la cirugía de obesidad por la compañía aseguradora.

1- QUÉ DEBE HACER EL PACIENTE

a- Leer y entender la póliza de su seguro. Éste puede lograrse a través de su empleador o la compañía de seguros

b- Obtener el certificado de solicitud de servicios de su médico

c- Guardar registro detallado de todos los esfuerzos que usted hizo para perder peso, incluyendo programas de dietas, centros dietéticas, clubs para buen acondicionamiento físico, entrenadores personales

d- Guardar todos los recibos

e- Documentar cada una de las visitas a distintos profesionales y en relación con su obesidad

f- Participar activamente en el proceso de pre-autorización de la compañía de seguros

g- Establecer contactos personales y llamados de teléfono con el personal de la compañía de seguros

h- Si sus gastos médicos están "técnicamente" cubiertos por su compañía aseguradora y ésta no los autoriza, considere una consulta con un abogado. Busque en el Internet **"Obesity Law and Advocacy Center"** y considere unirse a **"Obesity Action Coalition"**

2- QUÉ DEBE HACER EL MÉDICO DE FAMILIA O MÉDICO PRIMARIO

a- Registrar en sus récords en la consulta todas las co-morbididades

b- Anotar que tipo de dieta usted utilizó para tratar de perder peso

c- Guardar registro de todas las drogas utilizadas para perder peso

d- Citar las medicinas que usted usó al ver que no perdía peso

e- Anotar cuántas libras perdió (o no) con la dieta que usó

f- Registrar cuánto tiempo le llevó mantener un peso reducido y cuánto tiempo le llevó volverlo a ganar

g- Referirlo a un cirujano bariátrico

h- Redactar una carta de recomendación para su compañía de seguros recomendando la necesidad médica de la cirugía bariátrica

En esa carta el profesional explica:

- Las razones médicas que justifican la recomendación
- Documenta esfuerzos previos del paciente para perder peso por dieta, drogas y ejercicios físicos que no han producido resultados
- Describe las condiciones asociadas con la obesidad y el criterio para justificar el tratamiento quirúrgico descripto al comienzo de este capítulo
- El resultado de los tests de la función tiroidea
- Los trastornos psicológicos, emocionales, sociales, económicos, y personales que deberían ser corregidos para evitar incapacidad o muerte

Nota. Si después de revisar la información precedente, usted considera que califica para una posible cirugía de obesidad y su médico/a no parece responder a sus necesidades, consulte a otro profesional.

3- QUÉ DEBEN HACER LOS MÉDICOS CONSULTANTES

Es importante que presenten copias de los reportes de previas consultas y de diferentes especialidades que participaron en su cuidado médico, en donde detallan la contribución de su obesidad mórbida en la provocación o agravación de co-morbididades.

Ejemplos: endocrinólogo, si tiene diabetes; reumatólogo u ortopédico si sufre de artritis de las caderas, rodillas, o tobillos; neurocirujano, si tiene un disco lumbar (columna baja); pulmunólogo, si padece de apnea del sueño y usa la maquina cPAP; cardiólogo, si padece de enfermedad de las arterias coronarias o insuficiencia cardiaca, y así sucesivamente.

4- QUÉ DEBE HACER EL CIRUJANO BARIÁTRICO

Enviar una carta a la compañía de seguros detallando las indicaciones para la cirugía de obesidad

5- CÓMO DEBE SEGUIRSE EL PEDIDO PARA CUBRIR GASTOS CON LA COMPAÑÍA DE SEGUROS

- Contacte la compañía de seguros dos semanas después de la solicitud inicial
- Si se le niega la solicitud, apele la decisión
- Si dos semanas más tarde la apelación es rechazada, consulte un abogado y que éste envíe un nuevo pedido

6- SU ACTITUD

- Debe ser insistente y persistente. Si necesita un año de ir y volver hasta que la compañía decide aprobarlo, ¡tómeselo!
- Si un empleado de la compañía de seguros lo disgusta con su trato, o es insensible a sus problemas o preguntas por teléfono, no reaccione desagradablemente. Cuelgue y haga otro llamado a otra persona. No fabrique enemigos

7- A veces, para tratar de lograr cobertura médica, medidas dramáticas se imponen:

- Cambio de trabajo
- Cambio de compañía de seguros
- Cambio de médico

LA COBERTURA DEL SEGURO MÉDICO

En muchos Estados de la Unión, la legislación requiere de las compañías de seguros el proveer beneficios para la cirugía bariátrica cuando los pacientes reúnen el criterio de los National Health Institutes (NIH) (Por favor, vea el comienzo de este capítulo).

Técnicamente, (y teóricamente), la cobertura de seguros de salud está ampliamente difundida. En la práctica, sin embargo, la implementación de estos seguros es a menudo deficiente. Y puede ser peligrosa también. Demoras en tratar adecuadamente ciertos pacientes con obesidad mórbida pueden terminar en incapacidad y muerte.

Algunas compañías aseguradoras son muy agradables en su trato y eficientes. Otras practican el arte de la decepción. Una tercera categoría finalmente aprueba los gastos de la cirugía bariátrica después de haber exprimido la paciencia y perseverancia del aplicante con excesivas demoras y postergaciones.

¿QUÉ SUCEDE CON LOS COSTOS QUE TRATAN DE SALVAR LAS COMPAÑÍAS DE SEGUROS?

Desde su propia perspectiva y cuando tratan de ahorrar dólares, ¿las compañías aseguradoras están tomando las decisiones correctas cuando desautorizan los costos de la cirugía bariátrica?

Veamos: ¿Qué es más costoso? ¿Corregir la obesidad mórbida con métodos quirúrgicos y reducir o eliminar un número de co-morbididades para muchos pacientes quienes requerirían menos visitas médicas y hospitalizaciones, modalidades diagnósticas y terapeúticas para infartos de miocardio, insuficiencia cardiaca, cateterismo cardiaco y stents coronarios, bypass coronario, implantación de defibriladores intracardiacos, operaciones o stents para tratar arterias carótidas obstruídas, hipertensión, diabetes, insuficiencia renal, accidentes cerebro-vasculares, prolongados períodos de rehabilitación, apnea obstructiva del sueño, prótesis de la cadera y rodilla, discos lumbares, extirpación de la vesícula, cáncer que no existiría si su hubiera corregido la obesidad, enfermedades de la piel, **y la larga lista de co-morbididades que mencionamos en el Capítulo 1.**

Recientemente, investigadores estimaron que las compañías de seguros recuperaron los costos de cirugía bariátrica en 2 a 4 años porque los obesos redujeron la cantidad y gravedad de sus problemas médicos. Se demostró que la cirugía bariátrica no solamente benefició a los enfermos sino redujo gastos, de acuerdo a Pierre-Ives Cremieux de la firma consultante de Analysts Group y la Universidad de Quebec, Montreal, quien es el principal autor del estudio.

La diabetes y la hipertensión mejoran tan dramáticamente en pocos días o semanas después de la cirugía bariátrica que los pacientes requieren muchas menos visitas a clínicas, oficinas médicas, y hospitalizaciones. El promedio del costo de la cirugía bariátrica es de aproximadamente U$S 17.000 y este costo se recupera en 2 años.

El procedimiento bariátrico más popular, el bypass gástrico, cuesta un promedio de $ 26.000 y las companías aseguradoras recuperaron ese monto en 4 años.

Investigaciones han demostrado que los individuos obesos que se sometieron a la cirugía bariátrica tienen menos propensión a morir del corazón, diabetes, y cáncer comparados con personas que no tuvieron este tipo de tratamiento.

En el año 2007 se estima que 205.000 personas tuvieron cirugía para perder peso.

¿QUÉ OCURRE CON LAS PÉRDIDAS LABORALES?

Un estudio realizado por la compañia Shell Oil evalúo factores que influenciaron la salud en 2.287 empleados en una planta industrial durante un período de 9 años. Las mujeres obesas tuvieron el doble de enfermedades que las mujeres no obesas. Entre los empleados masculinos, el absentismo fue 35% más alto en los obesos.

EL ASUNTO DE LA DISCRIMINACIÓN

Las medidas adoptadas por algunas corporaciones de seguros para cubrir los gastos de la obesidad mórbida parecen ser distintos de aquellas que se aplican a otras condiciones medico-quirúrgicas.

Es lo corriente y aceptado el requerir autorización del seguro por las oficinas médicas y hospitales antes de proceder con estudios diagnósticos o muchos tratamientos médicos o quirúrgicos: un ortopedista recomienda la inserción de una prótesis en la rodilla, un cirujano debe proceder con la resección del colon por cáncer, un cardiólogo implanta un stent a una arteria coronaria para evitar o minimizar un infarto de miocardio.

En las situaciones descriptas, como en tantas otras condiciones médico-quirúrgicas, todo lo que se requiere para que el seguro cubra los costos es:

- **EVIDENCIA de enfermedad, y,**
- **La NECESIDAD médica para mejorarla o corregirla**

Ahora bien: el paciente que sufre de obesidad mórbida tiene obvia EVIDENCIA de enfermedad y obvia NECESIDAD de corregirla por el potencial de incapacidad o muerte que la obesidad mórbida acarrea.

A veces cirugía bariátrica es requerida urgentemente pero muy a menudo es demorada excesivamente por deficiencias en la conducta de la compañía de seguro de salud.

El Abogado General de New York hizo público un reporte en el que ofrece algunos indicios útiles para obtener cobertura de los gastos para el tratamiento de la obesidad. Dijo: *"La obesidad es un serio problema de la salud. Los planes de seguros a menudo crean obstáculos para el tratamiento de esta enfermedad."*

El Dr. Mitchell Roslin, Jefe de Cirugia de Obesidad en el hospital Lenox Hill, en New York, y quien fue declarado uno de los mejores 100 médicos en su Estado por la *New York Magazine*, ha declarado:

"Pienso que lo que sucede con las compañías de seguro en los casos de obesidad representa la caída resbalosa de una discriminación. Esta cirugía puede hacer la diferencia entre la vida y la muerte, y si los necesitados no son tratados en el momento que corresponde porque no pueden costear los gastos, el resultado puede significar un deceso que podría haberse evitado."

LA DIFERENCIA ENTRE UN PENSAMIENTO RACIONAL Y UNA RACIONALIZACIÓN

Un **pensamiento racional** es una exposición de principios o razones.

Una **racionalización** es la elaboración de explicaciones que intentan la propia satisfacción pero que se utilizan incorrectamente para justificar una conducta anormal.

Algunas corporaciones de seguros de salud usan un pensamiento racional y lo transforman en una racionalización. Ejemplo: Un paciente tiene 160 libras de peso en exceso (72,72 Kg), reúne todos los requerimientos para someterse a la cirugía bariátrica y ha fracasado varios programas con dieta, drogas y ejercicios para reducir su peso.

¿Por qué el enfermo debe atravesar por innecesarias demoras, excesiva, detallada documentación, y rogar que le otorguen la aprobación mágica que la compañía de seguros demora en lugar de acelerarla?

A veces se propone como racional el hecho de que *"el paciente no ha tratado lo suficiente para corregir su peso y en consecuencia no se ganó el derecho de la cobertura del seguro de salud".*

Siga esa línea de razonamiento y aplique el mismo principio a un enfermo diagnosticado con cáncer de pulmón, el cual resultó por haber fumado.

De acuerdo a la "lógica" que mencionamos, estos enfermos no calificarían para la resección del tumor pulmonar, radiación, o quimioterapia **porque ellos no trataron lo suficiente de evitar ese cáncer, dejando de fumar mucho tiempo antes.**

El tratamiento para el cáncer de pulmón es aprobado aún cuando el paciente fue negligente y fumó hasta un segundo antes de comenzar su tratamiento.

¿Qué sucede con aquellos que han comido toneladas de hamburguesas saturadas de grasa, papas fritas con aceite de pésima calidad, helados, fueron negligentes en controlar su presión arterial elevada, o nunca hicieron ningún tipo de ejercicios físicos? Cuando estas personas son admitidas a un hospital con un infarto agudo de miocardio, el seguro cubre los costos. Lo propio ocurre cuando una persona consume excesiva cantidad de alcohol, se marea, cae y fractura su cadera.

Si una persona fuera responsable por gastos médicos o quirúrgicos por su actitud o conducta negligente, los alcohólicos no deberían ser protegidos por las compañías de seguros para el tratamiento de cirrosis de hígado, los que tienen diverticulitis deberían también ser rechazados porque comieron maníes y ciertas semillas un día antes del ataque de dolor abdominal, la acidez y el reflujo estomacal tampoco se cubrirían porque el paciente comió picantes. Y tampoco se niega la cobertura de seguro de salud a una persona que sufre de SIDA, infección que pudo haber ocurrido por no haber usado un preservativo en el momento debido.

Al paciente con obesidad mórbida se le dice: *"Usted no califica para cirugía bariátrica porque no ha cumplido con una dieta estricta, y no ha hecho ejercicios regulares durante los últimos dos años, o cinco años."*

Si usted acepta el concepto de "negligencia personal" del paciente con obesidad mórbida, la decisión de no protegerlo por el seguro de salud es discriminatoria porque otros individuos que sufren enfermedades resultantes de su negligencia personal son cubiertos.

Si usted acepta la obesidad mórbida como una enfermedad—y debe aceptarla porque ya ha sido científicamente y oficialmente declarada como tal—el paciente tiene derecho a la cobertura de su seguro.

Ahora bien: ¿Quién tiene el derecho de definir como "negligente" la actitud de una persona cuya obesidad tuvo mucho que ver con un desorden de la alimentación por disturbios psicológicos, abuso sexual, enfermedad bipolar, o estado compulsivo-obsesivo que no pudo curar o controlar?

Conclusión: La cuestión económica, la contención de gastos, es la única razón que explica el entorpecimiento de las compañías de seguros para la aprobación de la cirugía bariátrica.

Las leyes deben ser reinterpretadas y cambiadas.

UN PERÍODO DE ESPERA PELIGROSO

Los problemas médicos serios deben tratarse urgentemente. Buenos doctores no esperan más de lo necesario para proveer el tratamiento indicado. En verdad, a ellos se les **demanda** actuar, éticamente, profesionalmente, humanamente, y legalmente.

En Estados Unidos, incluso los peores criminales reciben tratamiento médico o quirúrgico cuando es necesario.

Veamos lo que piensan sobre este asunto nuestros invitados expertos en la materia, el Dr. Robert Marema y el Dr. Carlos Carrasquilla.

Chapunoff. Roberto y Carlos, algunas compañías de seguros niegan o demoran la cobertura de los costos de la cirugía bariátrica a pacientes que claramente la necesitan. Se les requiere documentar intentos previos para corregir su peso, incluyendo dietas, medicinas, y programas de ejercicios.

Todo el que ha estado expuesto al tratamiento del paciente con obesidad mórbida bien sabe que la vasta mayoría de ellos no lograrán la pérdida de peso deseada, y cuando ésta se logra, al menos en parte, diríamos, una reducción de 60 libras, vuelve a ganarse.

Muchas personas con obesidad mórbida no califican para la cirugía. Hay desórdenes de la personalidad, disfunciones físicas y psicológicas de distinto tipo en donde una intervención bariátrica no es aconsejable. Pero tampoco cabe ninguna duda que legiones de afectados por esta enfermedad reúnen los requerimientos físicos y mentales para cambiar sus vidas radicalmente y comenzar de nuevo. Una excesiva espera para corregir su exagerada adiposidad podría terminar en desastre.

Hay compañías de seguros que son excelentes, pero otras están más interesadas en sus ganancias que en el bienestar de sus clientes.

¿Por favor, quisieran ustedes compartir conmigo y los lectores sus pensamientos sobre este delicado asunto?

Carrasquilla. Sí, Eduardo, lo haré, y estoy de acuerdo contigo. Recientemente tuve una conversación con dos importantes ejecutivos de una gran compañía de seguros (yo no trabajo con esta organización). Me dijeron que ellos estaban "en el negocio de erradicar un número de médicos y cirujanos de sus programas "para lograr una estructura más compacta" en los negocios corporativos. Yo cándidamente les pregunté qué significaban esos cambios. ¿Estaban destinados a mejorar la calidad de los profesionales seleccionados por la compañía?"

La respuesta me transportó a un estado de shock. Dijeron: *"Realmente no nos interesa los resultados de sus operaciones y cuán exitosas son. Cuando revisamos los casos, nos concentramos en los gastos. Nosotros queremos doctores que nos resulten eficientes con los costos, no con la cirugía."*

Ahí mismo puse fin a la conversación. Esta compañía de seguros contrata personal al que ponen a cargo de departamentos claves a los que llaman "Encargados de Sistemas" o algo parecido.

Este es el fondo de la cuestión: Esta corporación, claramente, está más interesada en sus ganancias que en la salud de los subscriptos.

También debo decirte que nosotros tratamos con magníficas compañías de seguros que demuestran su preocupación e interés por la salud de los enfermos.

Los que sufren de obesidad mórbida deben buscar por la compañía de seguros adecuada y con la misma diligencia que emplean en la selección del cirujano.

Uno de mis pacientes, un hombre infortunado quien había estado luchando con una compañía de seguros por bastante tiempo debido a una cláusula del contrato que excluía el tratamiento quirúrgico de su obesidad, finalmente encontró una solución a su problema. Su familia decidió ayudarlo con los gastos hospitalarios.

Lo vi en mi consulta un día Jueves. Su estado de salud era lamentable y necesitaba urgentemente la operación de bypass gástrico. Le dimos unos días para su preparación pre-operatoria y una cita para el próximo Lunes. No lo vimos. ¿Por qué? Porque había fallecido el Domingo durante el sueño.

Si quieres llamar a esto una verdadera tragedia, hazlo. No tiene otro nombre.

Chapunoff. Claro que es una tragedia. A veces uno tiene la impresión que los enfermos que padecen de obesidad mórbida están asegurados por corporaciones que padecen de avaricia mórbida.

Hace unos años tuve una experiencia similar con un paciente cardiaco para quien yo había recomendado un trasplante de corazón. Aún después de varios años, me despierto en el medio de la noche viendo la dulce sonrisa que él me brindaba por haberle yo ofrecido un rayo de esperanza. Nunca me libré de ese dolor.

Roberto, quisieras decirnos algo sobre tu propia experiencia en este retorcido asunto?

Marema. Eduardo, yo caracterizaría mi relación con las compañías de seguro como un estado de amor y odio al mismo tiempo. Aprecias el hecho que ellos te dan una sensación de seguridad, ya que a veces terminan satisfaciendo muchas necesidades en el momento de la verdad. Por otra parte, uno odia ver que cuando estás desesperado, tratando de obtener su aprobación para cubrir los gastos de la cirugía bariátrica, a menudo se niegan a cooperar. O sea, no proveerán los fondos requeridos.

Indudablemente, la cirugía bariátrica es una de las medidas mejores para prevención de muerte en los pacientes con obesidad mórbida. Nosotros operamos gente muy enferma que necesitan urgentemente la intervención. Realmente, no existe ninguna razón médica o científica para negarle el tratamiento. Todo este asunto es puramente económico.

Para ser exitosa, una corporación debe tener ganancias. Cuanto mejor es su balance económico, más seguro es el futuro de sus ejecutivos. No se focaliza en la salud de los subscriptos sino en las ganancias cuatrimestrales. Y para mantener esos tangibles beneficios monetarios, cambian las reglas de los planes de salud constantemente. Estos a veces se disfrazan ofreciendo servicios a costos más reducidos.

Hay irrefutable evidencia en la literatura médica sobre el mejoramiento de la salud, la disminución de riesgos de enfermedades que amenazan la vida, también el riesgo disminuído de muerte, y el bienestar probado que lleva una existencia de mejor calidad en aquellos que han sido tratados con cirugía bariátrica.

Con todo y con ello, muchas compañías de seguros caracterizan esta cirugía como no probada, experimental, o aún peor, detrimental para sus miembros, y actúan como si le estuvieran haciendo un favor al paciente evitando la operación.

La cirugía bariátrica no es algo reciente. Se la ha practicado por los últimos cincuenta años, y nuevas técnicas la han hecho menos traumáticas y más seguras.

Estoy convencido que el problema con los seguros es una manifestación de avaricia corporativa entremezclada con información errónea e intencional, y que representa un ejemplo de discriminación. Esta vez, la discriminación afecta al obeso, el cual no representa un grupo vocal o activista. Por esta razón la discriminación continúa. Si se negaran los costos para tratar enfermos con SIDA, cáncer, cuidados maternales y de infantes, dolencias cardiacas, el público se hubiera revelado y gritado contra la injusticia.

La obesidad alcanzó niveles epidémicos. Medidas para tratarla efectivamente deben incluir no solamente los tratamientos médico-quirúrgicos sino planes para su prevención.

La voz del individuo con obesidad mórbida en la actualidad no es escuchada.

Hay multitud de enfermos que esperan en vano una operación como el bypass gástrico que representaría un regalo de vida para ellos. Controlarían muchas de sus co-morbididades y pudieran resumir vidas normales además de prever accidentes cerebrovasculares, diabetes, hipertensión, problemas renales, pulmonares y cardiacos, muerte súbita, y una serie de dolorosas entidades patológicas.

¡La indiferencia de ciertas corporaciones hacia el sufrimiento del obeso mórbido debe llegar a su fin!

CAPÍTULO 14

UNA DECISIÓN QUE CAMBIÓ EL CURSO DE UNA VIDA

Una experiencia práctica puede valer más que cien teorías.

Desde el momento que comencé a escribir este libro nunca esperé redactar este capítulo. Pero una tarde, revisando papeles y más papeles, encontré fotos de una paciente que había visto hace unos años, y una nota que los acompañaba.

Yo había guardado las fotos y la nota porque habían tenido un gran valor espiritual para mí. No recibo esta clase de reconocimiento todos los días, pero de vez en cuando, sí me ocurre. Aprecio el gesto de esas personas inmensamente.

No estoy relatando esta experiencia para propaganda personal. En primer término, lo que hice—que fue el recomendar ver a un cirujano bariátrico—no representa un mérito personal o profesional de ningún tipo. Hice lo que correspondía. No tengo el hábito de colgarme yo mismo medallas en el pecho por cumplir con mis deberes y obligaciones.

O sea, la auténtica razón para escribir este capítulo sobre la Sra. Ileana Muñiz es el impacto potencial que su ejemplo pudiera tener en aquellos que sufren de obesidad mórbida, califican para cirugía bariátrica y están en el medio del proceso pensando cuál sería el mejor paso a seguir.

A continuación, el lector verá las fotos y la nota que ella me entregó personalmente el 26 de enero de 2004.

Es esto lo que ocurrió: Ella fue referida a mi consulta para una evaluación cardiológica porque tenía dolores en el brazo izquierdo haciendo ejercicios físicos moderados. Sufría de obesidad mórbida y de varias enfermedades asociadas con esta condición. Eventualmente, tuvo cirugía bariátrica.

No fue un recorrido fácil para la paciente, pero los resultados fueron altamente gratificantes.

Ileana es una mujer de gran coraje, motivación, y disciplina. Y también posee una hermosa cualidad, la que yo llamaría: *generosidad*. Sin duda, ha sido generoso de su parte el compartir detalles de su vida privada con nosotros. Ha tratado de transmitir su mensaje a otras personas, su propia experiencia con la enfermedad, los dolores y vicisitudes que tuvo que enfrentar y tratar por mucho tiempo, y también, qué significa para una persona obesa llegar a ser tan liviana como una pluma.

Figura 31.

Junio 2003:257 libras   **Marzo 2006: 125 libras**

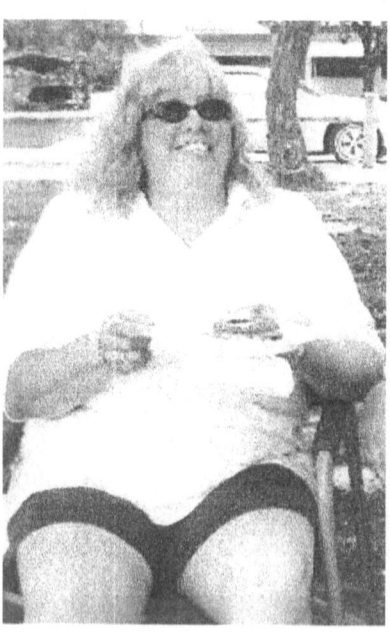
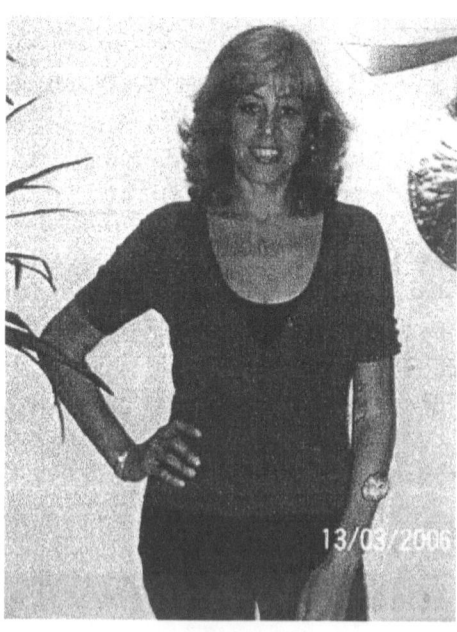

Enero 26, 2004

Querido Dr. Chapunoff:

Aquí le envío las fotos que le prometí. Mi peso inicial fue de 257 libras (45,45 Kg.) el 9 de junio, 2003. La foto reciente es del 15 de enero, 2004. Ya he perdido 96 libras (43,63 Kg.), y debo perder 20 mas (9 kg).

Nuevamente le agradezco por haber sido el único médico que recomendó mi cirugía bariátrica. Gracias a usted, he vuelto a vivir.

Sinceramente,

Ileana Muñiz

Chapunoff. Ileana, permítame agracederle mucho su gesto de cooperar en mi libro relatándome a mí y al resto del mundo lo que representó una pesadilla que eventualmente se transformó en una hermosa realidad.

Ileana. Dr. Chapunoff, yo también quiero agradecer su invitación y la oportunidad de relatar mis experiencias con la obesidad mórbida. Siempre he tratado de ayudar a personas que sufren esta enfermedad. ¡Hay tantos obesos que necesitan tratamiento! El problema es, como usted bien sabe, que multitud de enfermos nunca llegan a ser tratados con la cirugía bariátrica. La pasividad en esta condición puede ser fatal.

Chapunoff. Estoy de acuerdo, Ileana. ¿Podría decirnos algo de su propia experiencia? Le ruego que comience desde el principio. Como no tenemos un psicoterapeuta monitoreando nuestro diálogo, no tendremos a nuestra disposición interpretaciones psicológicas sofisticadas. Pero pienso que el relato frontal y auténtico de los problemas será suficiente para que los lectores se beneficien de alguna manera.

Muchos pacientes obesos han atravesado en el curso de sus vidas por situaciones desagradables y traumáticas, y trataré de indagar sobre este punto.

De acuerdo a la manera suya de sentir, ¿cuál fue el incidente, (si lo hubo) que desencadenó el desorden de alimentación?

Ileana. Cuando era niña, fui muy sensible a las frases de mi madre sobre mi apariencia física. Revisando sus palabras y mis percepciones de aquellos años, pienso que su actitud fue muy perjudicial. Ella era cosmetóloga. Insistía exageradamente en su deseo que yo fuera bella. En realidad, ser "bella" no era suficiente para ella. Debía ser "bellísima". Mi madre enfatizaba de manera exagerada la importancia de la belleza física y demandaba que yo fuera "perfecta".

Esta actitud creó un problema de imagen en mí. No tenía forma de complacerla. Todo lo que yo hacía para ser linda, no era suficiente. Siempre demandaba más. Yo trataba y trataba. Usted comprende, un niño o niña hace lo imposible para complacer a sus padres y verlos felices y contentos con uno. Como nunca pude darle a mi madre esa satisfacción, llegué a la conclusión de que yo lucía físicamente horrible.

Cuando veo mis fotos de los doce años de edad, retrospectivamente, pienso que era una niña realmente bonita. Pero, claro está, no era la opinión que yo tenía de mí misma en ese momento.

Esa experiencia, en mi opinión, provocó el comienzo de un disturbio alimenticio. Y naturalmente, la gran frustración y ansiedad que lo acompañan.

Chapunoff. Ileana, ¿ocurrió algo más en su infancia que agravó la situación aún más?

Ileana. ¡Oh si! ¡Definitivamente!

Chapunoff. ¿Puede decirme qué fue?

Ileana. ¡Ciertamente! Fui molestada sexualmente en varias ocasiones por dos individuos entre los 5 y 9 años de edad: uno fue un tío mío, y el otro, un extraño.

Chapunoff. ¡Caramba! ¡Que experiencia tan mala habrá pasado!

Ileana Sí. ¡Sin duda, fue terrible, devastadora!

Chapunoff. Quisiera hacerle una pregunta sobre este tópico tan sensible, y espero no estar abusando de su amabilidad: ¿Qué tipo de reacción emocional usted experimentó durante su abuso sexual que la condujo a consumir grandes cantidades de alimentos?

Ileana. Dr. Chapunoff, no se sienta mal haciéndome estas preguntas. Me siento cómoda contestándolas y tengo la esperanza que mis traumas y experiencias desagradables ayudarán a otras personas.

Volviendo a la pregunta que recién me hizo: ¿Cuál fue mi reacción después del abuso sexual? Sentí que no quería ser linda o atractiva. En realidad, deseaba ser físicamente repulsiva.

Chapunoff. ¿Puedo preguntarle por qué?

Ileana. Si, naturalmente. Quería ser fea para que ninguno volviera a tocarme. Deseaba ser rechazada. Era una postura totalmente defensiva, una especie de escudo que usaba para mi protección.

Chapunoff. Ileana, ¿recuerda su peso a los doce años de edad?

Ileana. Lo recuerdo bien. ¡215 libras (97,77 kg)! Tenía muchas fluctuaciones tipo yo-yo. A la edad de diez y seis, pesaba 140 libras (63,45 kg.).

Chapunoff. ¿Qué tipo de vida social tuvo durante su adolescencia? ¿Se relacionó con otra gente?

Ileana. Realmente, no. Me sentía muy aislada. Hasta el momento que conocí a mi futuro marido cuando tenia 18 años, no había salido con nadie, mi vida social era inexistente. Contraje matrimonio a los 20 años.

En esa época hice algo que pienso le llamará la atención: entre los 5 y los 25 años, estudié danza y practicaba ejercicios regularmente. Con la intención de transformarme en una niña "más estilizada", mi madre insistió en que tomara lecciones de ballet. Llegó a ser una pasión para mí, y lo continúa siendo en el presente.

Chapunoff. ¡Tiene razón, Ileana! No hubiera esperado que realizara todas esas actividades en un período de su vida en el que tenía tantas preocupaciones serias. ¿Qué tipo de danza practicó?

Ileana. Ballet clásico y jazz.

Chapunoff. Usted ha estado casada durante 34 años y ha tenido un hijo, quien vive en California. Tengo entendido que su esposo, Pete, siempre le brindó el mejor apoyo.

Ileana. Es cierto. Pete es un hombre muy especial. Tenemos un matrimonio feliz. El siempre evitó comentarios sobre mi apariencia física cuando era muy obesa. Su preocupación era las posibles consecuencias de la obesidad mórbida en mi salud. Es un hombre amoroso, tolerante y paciente.

Chapunoff. Estoy seguro que lo es. Sé que en la actualidad es un asistente principal en un colegio secundario. En los tiempos que estamos viviendo, una persona debe ser muy virtuosa para dedicarse a ese trabajo.

Ileana. ¡Estoy muy de acuerdo!

Chapunoff. Usted practica la docencia también, ¿no es cierto?

Ileana. Sí. Además soy el coordinador magneto de lenguas extranjeras.

Chapunoff. Ileana, ¿quisiera decirnos cómo se envolvió médicamente con su condición? ¿Qué fue lo que la llevó a buscar asistencia profesional?

Ileana. Mi "itinerario terapéutico", si lo puedo llamar así, comenzó en junio del 2002, con 260 libras (118,18 Kg) y medida 22. Tenía 50 años, padecía de asma, apnea durante el sueño, dolores en mi brazo izquierdo con esfuerzos físicos, presión arterial alta, erupciones de la piel, incontinencia urinaria, osteoartritis, dos discos lumbares herniados, depresión, y vergüenza. Me sentía deteriorada para mi relativamente joven edad. Hablé con mi médica sobre la posibilidad de una cirugía bariátrica, pero ella me desalentó, diciendo que era una medida muy drástica. Me recomendó dieta y ejercicios. Bueno, ¡ya había tratado ese sistema sin éxito por lo últimos 40 años! ¡Posiblemente traté todas las dietas conocidas y desconocidas en el mundo entero!

Insistí sobre la idea de la cirugía de obesidad y consulté al Dr. Robert Marema, U.S. Bariatric, Fort Lauderdale, Florida. Su experiencia y talento lo precedían.

Como tenía dolores en el brazo izquierdo cuando hacia esfuerzos físicos moderados, fui referida a un cardiólogo, el Dr. Eduardo Chapunoff.

Chapunoff. Ese nombre me resulta familiar. Creo que conozco a ese tipo.

Ileana. ¡Estoy segura que sí!

Chapunoff. Yo ciertamente recuerdo que los dos tuvimos una entrevista en mi consulta, pero desde que he visto tantos pacientes desde entonces, no recuerdo con precisión qué le dije ese día. Usted probablemente lo recordará mejor.

Ileana. Recuerdo nuestra conversación muy claramente. Usted me miró bien a los ojos y dijo algo que cambió mi vida para siempre. Me dijo que yo no viviría el tiempo suficiente para ver nacer a mis nietos a menos que perdiera 100 libras. ¡Tuve la sensación de recibir un martillazo! ¡Podría morirme pronto! Volví a mi casa llorando. Tenía que actuar. Debía actuar. Usted me vió una segunda vez y me habló de esta manera:

"¡Ileana, si su médico de familia no está de acuerdo con la decisión de cirugía bariátrica, que yo considero debe tenerla, personalmente haré todo lo posible para que su seguro de salud la apruebe!"

Mi médica entonces cambió de opinión y recomendó la operación, la que fue autorizada por el seguro inmediatamente. Estaba atemorizada y muy excitada. Tuve la operación el 9 de junio de 2003.

Tomó menos de un año perder 120 libras (54,54 kg). Gran parte de mi cabello se disipó, mi piel perdió la elasticidad y colgaba con pliegues horribles por todo mi cuerpo. Por algún tiempo, sentí miedo, pero decidí seguir adelante con mi plan de comida y estilo de vida. Busqué por todos los medios el ser positiva.

Mi cabello, finalmente, creció nuevamente, largo y lindo, no descuidé mis vitaminas y minerales y me cuidé al máximo con los alimentos que consumía.

Mi asma, dificultades respiratorias, incontinencia urinaria, dolores en el brazo izquierdo, artritis, dolor de discos lumbares, hipertensión: ¡todas estas dolencias desaparecieron completamente! No usé más la máquina nocturna para la apnea y no necesité más medicinas.

Todo marchaba bien con excepción de los pliegues de la piel que le daban a mi cuerpo un mal contorno y eso me deprimía. Tomé la determinación de mover mi proyecto en la dirección correcta: la cirugía plástica.

Esto ocurrió dos años después de mi cirugía de obesidad. Había alcanzado un peso de 132 libras (64,54 kg) y un tamaño 6. Nunca, nunca en mi vida yo hubiera pensado que eso sería posible. Mi nueva adicción fueron los vestidos. ¡Tenia que recuperar el tiempo perdido y lucir bonita!

Tuve cirugía plástica abdominal, de los senos, y el contorno del tórax hace nueve meses.

En este momento, pasaron tres años después de la operación bariátrica. Peso 125 libras (56,81 kg) y alcancé el tamaño 4. En realidad, perdí 10 libras adicionales que no esperaba, o sea que, en este momento, estoy por debajo de mi peso normal. Oh, boohoo!

Chapunoff. Ileana, su candor y sinceridad no pueden ser más apreciados. ¿Nos puede decir algo sobre la manera que come estos días, cuán cuidadosa es, sus molestias?

Ileana. Aprendí a comer de manera radicalmente diferente. Eso, naturalmente, no puede ser de ninguna otra manera. Yo tuve un Roux-n-Y. Nunca consumo una comida voluminosa. Tampoco como comidas de tamaño normal para el promedio de las personas. Si voy a un restaurante, sólo llega a mi boca una fracción de lo que me sirven y el resto lo llevo a mi casa en una bolsita. Debo masticar los alimentos muy lentamente y no debo apurarme para tragarlos. Si me equivoco y como rápidamente, experimento una sensación muy desagradable en la parte inferior y anterior de mi tórax.

Chapunoff. ¿Alguna vez come algo prohibido, un alimento que no debería probar?

Ileana. ¡Muy infrecuentemente!

Chapunoff. Y cuando lo hace ¿Qué sucede?

Ileana. Cuando cedo a un pequeño mordisquito de una torta o un pastelito, sufro el síndrome "dumping": palpitaciones, sudoración profusa, naúsea. Hay veces que me descuido y como aceleradamente. Me siento descompuesta por más o menos una hora.

Chapunoff. Ileana, ¿lamenta algo sobre la cirugía bariátrica que tuvo?

Ileana. Sí, decididamente, hay algo que lamento mucho. Y es el hecho que no la hice cuando era más joven. Cuanto más tiempo uno la posterga, más aumenta la devastación de los órganos y la piel, sin mencionar las consecuencias psicológicas.

Soy una mujer nueva, y agradezco a todos los doctores y a Dios por esta bendición. Yo diría que ha sido un trayecto extraordinario y exhilarante. Nunca estuve más feliz con mi estado de salud y peso. Finalmente, he logrado disfrutar de la vida como corresponde.

Estamos en marzo de 2006. Acabo de cumplir 54 años. Tengo el cuerpo de una mujer de 25. Y quizás, más significantemente, me siento como si tuviera esos veinticinco años.

CAPÍTULO 15

OBESIDAD MÓRBIDA Y TERAPIA DE CONDUCTA

La conducta de una persona decide su destino.

El eminente psicoterapista, Dr. Arnold A. Lazarus, quien es actualmente Distinguido Profesor Emérito de Psicología, en la Universidad Rutgers, New Jersey. Es uno de los pioneros de la terapia de modificación de la conducta, inicialmente trabajó en ella en la década de 1960, y el mundo le debe mucho por su pionero trabajo.

Uno de sus libros, titulado *Multimodal Behavior Therapy (Terapia de Conducta Multimodal)*, Springer Publishing Company, New York, fue publicado en 1976. Un colaborador, el Dr. William L. Mulligan, escribió el capítulo 14 y lo designó: *"Un enfoque multimodal para el tratamiento de la obesidad".*

Han pasado muchos años desde entonces, pero los principios descriptos en ese libro continúan teniendo extraordinario valor. El caso de una mujer que el Dr. Mulligan trató durante 25 sesiones es particularmente interesante.

Uno de los aspectos terapéuticos que me llamó más la atención fue el "contrato" que el terapista y la paciente hicieron: Ella llamaría al Dr. Mulligan—a cualquier hora del día o de la noche—si ella sentía que corría peligro de alterar su dieta.

Yo no sé cuán seguido, en nuestros tiempos, un terapista suministra ese tipo de servicio profesional a sus clientes. La tendencia actual es tratar los pacientes obesos con terapia de grupo en lugar de hacerlo individualmente.

Las sesiones comenzaron analizando la conducta que la enferma tenía al comer. Se la entrenó en relajación muscular profunda, ella acordó no tocar el alcohol ya que era incompatible con la dieta de Weight Watchers que estaba siguiendo. Podía permitirse algo más de alimentos durante los fines de semana y fue instruída a encontrar entretenimientos de fin de semana más constructivos y entretenidos. También se le reafirmó el concepto sobre la necesidad de adherir a los principios terapéuticos de manera permanente.

Se le recomendó que a) sólo comiera cuando se sentaba a la mesa de su cocina, b) escribiera un plan de comida y hacer una lista de los alimentos que pensaba consumir antes de comenzar a hacerlo, c) colocar sus cubiertos sobre la mesa después de introducir una porción en su boca, y d) masticar su alimento de veinticinco a treinta veces antes de tragarlo.

Estas maniobras estaban designadas a enlentecer el proceso del comer y sobre todo modificar este hábito, transformándolo de una costumbre automática a otra específica y sobre la cual ella pudiera ejercer un mejor control.

Como usted podrá apreciar, todo lo que se le sugirió al paciente fue designado para inducir un cambio radical de su conducta.

El tratamiento produjo una pérdida de peso de 210 libras (95 kg) a 130 libras (59,09 kg).

El psicoterapeuta también exploró y trató sus problemas afectivos-emocionales, sensaciones (tensión y ansiedad), imaginación (percepción de su propia imagen), aspectos congnitivos (criticismo propio maligno, muy baja estima propia), relaciones interpersonales (íntima, social, familiar), drogas (medicinas prescriptas por un psiquiatra fueron canceladas).

Medio siglo ha pasado desde esta terapia eficiente, y corrientemente, continúan utilizándose los mismos principios. Son **buenos** principios.

Si usted me pregunta qué hicimos en el campo de la cardiología hace 50 años, sólo puedo decirle que casi todo en el tratamiento de los enfermos ha cambiado. ¡Y qué agradecidos debemos estar por ello!

LA TENDENCIA ACTUAL

En la actualidad, la mayor parte de los programas de modificación de la conducta son ofrecidos en grupos con sesiones semanales durante un período de seis meses, seguidos por sesiones cada dos semanas durante otro período de seis meses.

La terapia incluye un equipo multidisciplinario entrenado en nutrición, fisiología del ejercicio, y psicología clínica.

Una serie de lecciones estructuradas se diseñan para enseñar a los participantes a modificar sus dietas y su actitud hacia los ejercicios físicos.

La disciplina individual y el paciente que tome la responsabilidad de su tratamiento, son conceptos esenciales del programa.

Los pacientes registran todo lo que comen, cuentan las calorías, y revisan esta información con el terapista. Se les aconseja reducir las porciones de los alimentos, evitar productos insalubres o comer en restaurantes. En su casa, sólo deben tener meriendas (snacks) de bajas calorías y compartir reuniones sociales sólo con amigos o conocidos que entiendan su problema y les ofrezcan apoyo y comprensión.

El psicoterapeuta también focaliza en otros problemas, tal como la falta de estímulo y entendimiento de parientes o amigos y la ineficiencia de los ejercicios.

CONDUCTAS QUE LO AYUDARÁN A PERDER PESO Y MANTENERLO

1- Establezca un planeamiento aceptable y razonable

Asegúrese que su plan sea **específico, "lograble y perdonable"**. En otras palabras, no proyecte actos que no puede realizar y tenga paciencia con usted mismo/a. Nadie es perfecto. Acepte sus imperfecciones. No las odie. Ayúdelas.

Sea específico/a. En lugar de decir: "Haré más ejercicios", diga, "Caminaré a una velocidad de 2.8 millas por día, 30 minutos al día".

Lograble. Usted puede haber planeado sesiones de ejercicios diarias. Sin embargo, por variadas razones no las puede llevar a cabo. No se atormente. Modifique el plan. Practique sus ejercicios cinco veces a la semana.

Perdonable. No se sienta culpable cuando algo planeado no se ha concretado. Trate de cumplir la próxima vez. Sea su mejor amigo, no su peor enemigo

2- PREMIE SU CONDUCTA

Regálese algo usted mismo por haber cumplido su planeamiento, o comparta algún momento especial con su esposa o su familia, en un lugar de vacaciones.

3- SEA MUY EFICIENTE EN SUS PROPIOS REGISTROS

Registre bien lo que come, las calorías consumidas, actividades, ejercicios y actividad física. Recuerde que es usted quien está en control de su vida, no su médico o su psicoterapeuta. Estos profesionales le ofrecerán consejos y recomendaciones, pero es sólo usted quien tomará las decisiones, (cuánto comer, cómo, cuándo, a qué hora) y deberá ejercitar una gran fuerza de voluntad para evitar alimentos que siempre disfrutó pero que son nocivos para su salud.

4- CUÍDESE DE LA MANERA QUE USTED EVALÚA LOS CAMBIOS DE PESO

Las retenciones de líquido y las fluctuaciones de su peso debido a esas fluctuaciones serán más marcadas que el peso de su tejido adiposo. Estos cambios acuosos no significan nada con respecto a su deseada pérdida de peso. Lo importante es perder peso por la pérdida de grasa, no de agua.

5- CONTROLE SU MEDIO AMBIENTE

- Seleccione horarios que le permitan comer a tiempo. Si no lo hace, va a querer comer más cuando tenga acceso a los alimentos

- No tenga en su hogar ningún producto alimenticio de altas calorías
- Cuídese de invitar gente a reuniones sociales o de atenderlas en otras casas

Cumpliendo con todas las sugerencias que mencionamos, la pérdida de peso en los grupos que han tenido más éxito es de 10.5 Kg (23,10 libras) en 6 meses, 11.5 Kg (25,30 libras) en 12 meses, y 8.3 Kg (18,26 libras) en 18 meses.

CAMBIOS DE ESTILO DE VIDA

Los cambios en actividades físicas deben ser implementados, incluyendo el uso de escalones en lugar de usar los ascensores, o el evitar usar el espacio para incapacitados en los estacionamientos de autos, o bajarse varias cuadras antes cuando ha tomado un bus, o caminar más cuando va de un negocio a otro.

También es importante seleccionar el tipo de ejercicio físico que la persona disfruta. Eso aumentará el deseo de practicar ese ejercicio y hacerlo por largo tiempo.

¿CUÁNTO EJERCICIO ES ACONSEJABLE?

Es importante comenzar lenta y gradualmente. Luego, la actividad se incrementa y se camina, si se puede, dos millas o kilómetros por día seis veces a la semana.

Los participantes del National Weight Control Registry perdieron más de 60 libras y no ganaron peso en un período de seis años, gastando un promedio de 2.800 kcal por semana.

Esto puede hacerse por la ejecución de diferentes actividades físicas, tales como el baile, las caminatas, bicicleta, u otras actividades.

PÉRDIDAS DE CALORÍAS DURANTE 10 MINUTOS DE ACTIVIDAD FÍSICA

Actividad	Gasto calórico
Caminar (4 millas por hora)	72
Nadar	56

Bailar	48
Bicicleta (13 millas por hora)	124
Trabajo de jardín liviano	42
Sacar nieve con la pala	89

DIETA BAJA EN CALORÍAS VERSUS DIETAS MUY BAJAS EN CALORÍAS

Una dieta baja en calorías contiene de 1.000 a 1.500 calorías al día. Una dieta muy baja en calorías contiene 400-800 calorías al día.

Los resultados que se han observado no justifican el uso de una dieta muy baja en calorías (menor de 1.200 calorías).

Las dietas bajas en calorías inducen una pérdida de peso máxima en seis meses. El problema es que el paciente recupera su peso anterior. Y esto se debe a las siguientes razones:

1- La pérdida de peso disminuye el metabolismo y los niveles de la hormona leptina **(apéndice 3)**
2- Muchos pacientes no alcanzan la pérdida de peso planeada y se frustran
3- El aburrimiento prevalece y hace una mala jugada

¿QUÉ PACIENTES TIENEN LAS MEJORES CHANCES DE PERDER PESO?

El peso inicial es el indicio más consistente que predice los resultados del tratamiento: Las personas más obesas logran pérdidas de peso mayores en cortos y largos plazos.

LA INFLUENCIA DE LAS ENFERMEDADES COEXISTENTES

Algunas condiciones médicas influencian el curso de los programas de modificación de la conducta.

1- Una enfermedad cardiovascular (angina de pecho, insuficiencia cardiaca, infarto de miocardio), artritis de la rodilla, cadera, pies, o columna lumbar, hipertensión descompensada, anemia severa, y una larga lista de otros padecimientos, tienen la capacidad de desconectar el paciente de su programa
2- Antidepresivos, insulina, esteroides, o el dejar de fumar, hacen el programa de perder peso más difícil de concretarse

3- Enfermedades mentales que no están bien controladas por medicinas aumentan la resistencia para reducir el peso (desórdenas bipolares, obsesivos-compulsivos, esquizofrenia, ansiedad, depresión)

Los ataques agudos de comer tienen una psicopatología más compleja y más dificultades para perder peso.

El enfoque científico hacia el tratamiento de la obesidad mórbida con dietas y psicoterapia está evolucionando. Para lograr resultados a largo plazo, nuevas modalidades de tratamiento son necesarias.

CAPÍTULO 16

LA OBESIDAD Y EL EJERCICIO
EVITE LESIONES

El ejercicio es uno de los métodos más accesibles y económicos para tratar la obesidad, y también es uno de los más descuidados.

Es cierto que la obesidad es una enfermedad compleja. Su origen puede ser remontado a influencias genéticas, disfunciones psicológicas, trastornos hormonales, lesiones traumáticas severas que obligan a una prolongada inactividad física, a veces, de muchos años.

También es verdad que la falta de ejercicio de por sí, es un decidido contribuidor a la obesidad.

Muchos pacientes obesos llevan una vida sedentaria. Típicamente, se sientan delante del computador diez horas al día, luego miran televisión por dos a tres horas, lo cual lo hacen, naturalmente, sentados en cómodo sillón, y se sumergen en sus lechos nocturnos por otras ocho horas. Esto lo hacen durante décadas. Es su estilo de vida.

El peso de una persona esencialmente resulta de la consumición de alimentos y el gasto de energía.

En nuestra cultura Occidental, ha existido una declinación marcada de actividades físicas no sólo en ambientes laborales sino también en aquellos de entretenimiento. Los juegos de video, visuales y auditivos usan exclusivamente el esfuerzo de los dedos. El ritual se repite por muchos años y conduce a la inexorable acumulación de tejido adiposo.

La prevalencia de obesidad y la proclividad para reducir la actividad física ha contaminado a los niños de todos los niveles sociales, raciales, y económicos.

La práctica de ejercicios de manera regular contribuiría al mejoramiento de las corrientes lúgubres estadísticas. Se estima que aproximadamente 400.000 personas adultas mueren cada año en Estados Unidos a causa de la obesidad.

El 64% de los adultos norteamericanos están sobrepeso u obesos (IMC de 25 o más alto). Cuanto más grande **es** el peso, mayor es el número de sus complicaciones.

Algunos de estos fallecimientos probablemente resultan del pobre acondicionamiento físico.

La falta de actividad física promueve la obesidad (debido al insuficiente gasto de energía), y la obesidad promueve la inactividad (debido al cansancio causado por actividad física mínima). Es, indudablemente, un círculo vicioso, un fenómeno que se genera y perpetúa por sí mismo.

Datos recientes indican que el 28.7% de los adultos en Estados Unidos participan en ninguna actividad física, y que el 45.9% hace tan poco ejercicio que nunca podría recibir ningún beneficio.

Claramente, para lograr y mantener un peso normal, tres elementos básicos se imponen:

- Actividad física adecuada
- Dieta
- Modificación radical de la conducta

Cada persona disfruta ciertas actividades físicas y le disgustan otras. La selección depende de su gusto personal y sus limitaciones físicas. Ejemplos: A usted le agrada caminar, pero sufre de artritis severa de la rodilla, la espalda baja, la cadera, o los pies, que le traen mucho dolor. O quisiera cortar el césped del terreno de su casa, pero vive en un departamento, en donde no hay pasto para cortar. O le gustaría hacer ejercicios en una piscina pero no cuenta más que con su bañadera, o le encanta jugar doble tenis, golf, ir en bicicleta, pero su peso subió tanto que no puede moverse en esa dirección.

La fatiga, dificultad respiratoria y distintos dolores lo restringen notablemente.

Con respecto al cambio de conducta: para ser efectiva, debe ser permanente.

Los seres humanos somos imperfectos, y errores se cometen en cualquier programa de reducción de peso, debido a las tentaciones, omisiones, y negligencia. Aún así, pérdida substancial de peso es posible tanto como las imperfecciones sean mínimas, infrecuentes, y corregidas a tiempo.

PÉRDIDA DE PESO Y EL EJERCICIO

Un programa de actividades físicas puede reducir el peso, pero sólo si el ejercicio es practicado eficiente y consistentemente. El comienzo debe ser lento, con incrementos graduales.

El objetivo del ejercicio es lograr pérdida de peso y mantenerla. Actividades útiles incluyen caminar, bicicleta estática o callejera, levantar pesas, aeróbicos, subir escalones.

Para mantener la pérdida de peso, las personas sedentarias deberían añadir 80 minutos al día de actividad moderada. Ejemplos: caminar a paso rápido, o 35 minutos de actividad más bien vigorosa, como ejercicios aeróbicos o bicicleteando rápido.

Aquellos que tienen ocupaciones que demandan horas sentados, deben compensar caminando enérgicamente cada hora durante 3 a 4 minutos.

Estudios han demostrado que un buen acondicionamiento físico tiene mayor impacto en el riesgo de mortandad que la pérdida de peso. Individuos obesos físicamente activos y que practican ejercicios regularmente y logran una buena preparación física, tienen menor riesgo de enfermedades y de perder la vida que aquellos que tienen peso normal pero son sedentarios y tienen mal acondicionamiento físico.

El cumplimiento del programa de ejercicios bien estructurados y ejecutados regularmente, conduce a una vida más saludable y con más caudal de energía. El estrés y la ansiedad se reducen, mejora la coordinación y la flexibilidad. Además, le ofrece el regalo de una actitud más positiva.

LA OBESIDAD Y LAS RECOMENDACIONES DEL MÉDICO

Por lo menos el 50% de los pacientes obesos no reciben instrucciones de sus médicos sobre cómo practicar ejercicios físicos. Solo el 20% de ellos están dispuestos a cumplir un programa de ejercicios cuando lo recomienda el profesional.

Se ha observado que 30 minutos de ejercicios diarios, regulares y continuados, produce el mismo resultado que actividades físicas de 5 a 30 minutos implementadas varias veces al día, en lo que se refiere al control del peso y el acondicionamiento cardio-respiratorio.

Muchas veces los pacientes tienen dificultades para cumplir con la cuota prescripta de ejercicios. En lugar de 45 minutos, la paciencia se les agota a los 25 minutos. 7 días a la semana puede descorazonar a ciertas personas. ¿Qué pasa si lo reducimos a 5 días a la semana?

El médico debe ser flexible y adaptar su régimen no solamente a la condición física del paciente sino a su carácter. Se requiere cooperación, no confrontación.

FRECUENTES OBSTÁCULOS QUE LIMITAN LA PRÁCTICA DE EJERCICIOS

1- **Disgusto al practicar ejercicios. No se disfrutan**
2- **Falta de tiempo**
3- **El peso excesivo actúa como una carga difícil de sobrellevar**
4- **Depresión**
5- **Soledad**
6- **Falta de motivación**
7- **Falta de apoyo**
8- **Enfermedades cardiovasculares, pulmonares, neurológicas, psiquiátricas u ortopédicas**
9- **Temor debido a traumas físicos pasados**
10-**Inhibición o vergüenza para hacer ejercicios en presencia de otros**

11- No tener acceso a una facilidad en donde se puedan practicar ejercicios

12- Poca confianza en sí mismo/a

13- Actitud negativa: *"Nunca lo podré hacer"*

14- Temor de tener un infarto de miocardio o un paro cardiaco

15- Dificultad para cambiar hábitos de conducta

16- Asma

17- Problemas de la espalda

18- Artritis de rodilla o ligamento desgarrado

19- Dolores de cadera

20- Dolores de pie debido a espolones o fracturas por estrés

21- Presión arterial alta

RECOMENDACIONES BÁSICAS PARA UN PROGRAMA DE EJERCICIOS

A- Antes de comenzar el programa de ejercicios, el médico de cabecera o el cardiólogo deben especificar el tiempo que el paciente hará sus ejercicios—15 minutos o 30minutos — y de qué manera estos se incrementan gradualmente

B- Si tiene problemas de discos cervicales o lumbares (compresión de nervios en el cuello o la columna vertebral baja), o artritis de la cadera, rodillas o pies, consulte a un ortopédico para que le indique el tipo y la cantidad de ejercicios que usted puede hacer

C- A veces hay que limitarse a practicar ejercicios no demandantes tales como simplemente caminar, o sentado en una silla, o en una piscina

D- Atención debe prestarse a reacciones que pudieran ocurrir durante el ejercicio, tales como dolores en distintas articulaciones y músculos, episodios de hipoglucemia si el paciente está siendo medicado con inyecciones de insulina o drogas orales para la diabetes, tiene un pulso acelerado, o una elevación marcada de la presión arterial

E- Seleccione los ejercicios que disfruta, ya que deberá ejecutarlos por largo tiempo

F- Debe programarlos y saber exactamente cómo ejercutarlos

G- El comienzo debe ser lento y progresivo

H- Practique ejercicios de estiramiento antes de comenzar su práctica

I- Registre todas las actividades. Por ejemplo: A qué velocidad caminó y por cuánto tiempo.

J- Algunas veces podría considerar los ejercicios acompañado por otra persona

K- No busque excusas para evitar los ejercicios diarios. Lluvia y tormentas no deben ser inconvenientes. Ejecútelos en su hogar. Si no tiene tiempo, le sugiero que lo busque hasta encontrarlo. Recuerde: **su salud** es más importante que . . . ¡lo que sea!

L- Si su negocio, profesión, familia, actividades en la iglesia presentan demandas que limitan su tiempo para ejercicios, no se olvide que si la obesidad lo incapacita o lo mata, no le quedará tiempo para hacer ninguna de esas u otras actividades

M- Evite el aburrimiento durante su programa: alterne yoga con natación, bicicleta con cortar árboles, y otras opciones por el estilo

COMPLICACIONES ORTOPÉDICAS

Las articulaciones que soportan el peso del cuerpo sufren con la obesidad. Hay personas que toleran el ejercicio mejor que otras.

La gente, en general, piensa que la obesidad afecta mucho la espalda baja. Estudios, sin embargo, han probado una tenue conexión.

Los dolores lumbares agudos afectan la mayor parte de los adultos durante el transcurso de sus vidas. Se estima que el 84% de la población en los países industrializados sufre de dolores de la espalda baja, y muchos de estos individuos no son obesos. Algunas investigaciones notaron que los dolores de la columna lumbar mejoraron en personas que lograron perder significante cantidad de peso, pero otros estudios no pudieron verificar esa mejoría.

La obesidad claramente afecta las rodillas y las caderas causando osteoartritis, especialmente en las primeras. Por qué razón la obesidad deteriora más las rodillas que las caderas, no está completamente dilucidado.

El proceso articular que conduce al dolor y la incapacidad se llama osteoartritis (OA).

Con o sin obesidad, pero particularmente con la obesidad, la OA comienza por un daño al cartílago, al que le sigue la injuria al hueso ubicado debajo de él. Se producen deformidades que llevan al estiramiento de los ligamentos y a veces su rotura. El dolor resultante limita el caminar. La consecuencia es atrofia y debilidad muscular.

Individuos que padecen de OA de la rodilla, generalmente, no tienen dolor a la mañana después de despertarse sino cuando caminan, se levantan de una silla, o suben y bajan escalones.

Los pacientes sienten dolores que varían su severidad en distintas épocas. Cuando la enfermedad es más avanzada, los dolores son menos episódicos y más persistentes.

Los cirujanos ortopédicos han descubierto que el reemplazo de la articulación de la rodilla por una prótesis en el paciente severamente obeso funciona tan bien y por tanto tiempo como se observa en pacientes delgados.

Hay un pronóstico algo más reservado con las prótesis de cadera. Al parecer las prótesis en esta localización duran menos.

UN ENTRENADOR ESPECIAL (Si puede darse el lujo de contratarlo)

Las personas con peso normal deben evitar desgarros por insuficiente ejecución de ejercicios. Las precauciones se deben multiplicar en el enfermo obeso.

1- El entrenador personal debe ser certificado en acondicionamientos físicos y tener experiencia especial con personas obesas. Un entrenador con conocimientos insuficientes puede traerle problemas articulares y provocarle más dolor
2- Si desea contratar un entrenador personal, solicite una recomendación en el departamento de Medicina de Deportes o de Rehabilitación Física de un hospital importante
3- El entrenador nunca debe incluir a una persona marcadamente obesa en una clase en la que participan individuos con peso normal
4- El compartir clases con otros obesos tiene sus limitaciones, desde que estos tienen diferentes enfermedades articulares y de otro tipo
5- En ocasiones, compartir la clase con otras personas puede no ser inefectivo o contraproducente
6- Sus electrolitos, (sodio, potasio, magnesio), deben tener niveles normales en la sangre. Pudieran estar afectados por los diuréticos. Si están reducidos el ejercicio puede facilitar arritmias
7- Existen técnicas adecuadas para prevenir lesiones en el paciente obeso, tales como, la "bola médica" (protege la espalda y las rodillas) y los ejercicios en una piscina

8- Nunca olvide el "pre-estirarse". Acondicione sus músculos y articulaciones antes de proceder con sus ejercicios

9- Cuídese la piel con cremas especiales para evitar celulitis, ulceraciones, perspiración, sequedad

10- Un médico ortopédico, podiatra o entrenador con experiencia debe recomendarle qué tipo de zapatillas son las apropiadas para sus ejercicios

Y ahora, adelante con el planeamiento, y siempre positivo, con fe y optimismo.

CAPÍTULO 17

PÍLDORAS PARA PERDER PESO: ¡CUIDADO! ALGUNAS SON PELIGROSAS

Si usted no puede solucionar un problema, por lo menos, haga lo posible para no empeorarlo.

Cada vez que le ofrezcan una píldora para perder peso y le digan que es una maravilla, estudie muy cuidadosamente el producto y sus peligros potenciales.

La verdad es que el tratamiento de la obesidad por drogas ha creado más problemas que soluciones. Históricamente, las medicinas para perder peso han sido, en su gran mayoría, inefectivas. Con frecuencia han causado síntomas indeseables, y ocasionalmente, obituarios inesperados.

La gente quiere solucionar sus problemas por la vía rápida. La realidad, a veces, supera las mejores intenciones.

Las píldoras para reducir el peso no solucionan el problema de la obesidad. Ninguna droga—y en realidad, ningún tratamiento médico o quirúrgico de la obesidad, empleado aisladamente—representa la solución final para la obesidad mórbida.

La cirugía bariátrica, y teniendo en cuenta sus méritos, que son muchos, es sólo una contribución más al tratamiento de la obesidad. Y mucho ayuda. Pero decir que usted atraviesa por la cirugía bariátrica y su obesidad se cura permanentemente, es totalmente incorrecto.

La cirugía bariátrica le provee a usted una técnica mecánica de limitar la consumición y absorción de alimentos y calorías, pero sólo tendrá éxito si usted tiene la motivación, disciplina y persistencia para adherirse a un cambio drástico en su dieta y se compromete a practicar sus ejercicios regular y permanentemente.

Lo que quiero decir es lo siguiente: Esa píldora mágica que los pacientes obesos y las compañías farmacéuticas han estado soñando durante muchos años, es una fantasía. No existe. No ha sido aún inventada.
Usted se preguntará cómo es posible que la humanidad haya exitosamente llevado a cabo exploraciones interplanetarias y otros descubrimientos complicadísimos, y aún no haya podido crear una simple pildorita que le permita normalizar su peso. ¡Pero así es!

. . . Y no porque los científicos no hayan tratado y grandes corporaciones hayan escatimado enormes esfuerzos e inversiones. Lo han hecho, pero sin resultados.

Se han requerido millones de dólares para el logro de una píldora para tratar la obesidad, y billones para compensar a los pacientes que la consumieron.

Las tentativas iniciales para tratar la obesidad con drogas se remontan hacia el final del siglo XIX, cuando se empleó la hormona tiroidea. A partir de entonces, la mayor parte de las medicinas usadas para lograr pérdida de peso, han causado más problemas que satisfacciones.

Usted podría pensar que el uso de la hormona tiroidea para la obesidad es un dato que pasó a la historia. Le diré que no es así.

Yo he visto en mi consulta privada pacientes que fueron medicados por otros profesionales con esta hormona y eran referidos debido a severas palpitaciones. Uno de estos fue una enfermera que pesaba alrededor de 120 libras en exceso (54.54 Kg). Su reacción a la hormona tiroidea fue una taquicardia que describió como "un corazón galopando como un caballo salvaje" y marcada dificultad respiratoria. Latía con 185 pulsaciones por minuto, y requirió un transporte acelerado a una sala de emergencia.

DROGAS QUE CAUSAN PÉRDIDA DE APETITO

En los tiempos modernos, las anfetaminas se usan para reducir el apetito y por eso se llaman drogas "anoréxicas".

Estas medicinas son consideradas adictivas, aunque no todas ellas tienen el mismo grado de poder adictivo. Esto ha llevado a la restricción de su uso en Estados Unidos por la Drug Enforcement Agency (DEA). Eso no significa que estas drogas no pueden ser empleadas nunca. Algunas veces, usadas con precaución, cautela, y por tiempo limitado, pueden inducir pérdida de peso y tener un efecto positivo—aunque temporario—en el manejo global de la obesidad.

Se debe ser muy cuidadoso antes de prescribir drogas para tratar la obesidad, y su administración debería ser ejecutada preferentemente por un equipo de especialistas en medicina bariátrica.

EL CASO DE FEN-FEN

Fen-phen se refiere a la combinación de fenfluramina y fentermina.

Estas drogas necesitan receta médica y han sido aprobadas por la FDA (fenfluramina en 1973, fentermina en 1959) y se han utilizado para inducir pérdida de apetito con tratamientos de corto tiempo (algunas semanas).

Hubo otro derivado de la fenfluramina, llamado dexfenfluramina (Redux) que fue aprobado en 1996.

En el caso del fen-fen y dexfen-fen, ningún estudio fue presentado a la FDA que demostrara la efectividad o la seguridad de estas drogas en combinación. Al principio y por la mitad de la década de 1990, los médicos frecuentemente utilizaron estas drogas combinadas por largos períodos de tiempo, como parte de planeamientos en el tratamiento de la obesidad.

Un día penoso

El 8 de julio de 1997, la Clínica Mayo reportó 24 pacientes con enfermedad de las válvulas cardiacas después de tomar fen-fen. Cinco de ellos requirieron reemplazo de las válvulas afectadas.

Ese mismo día, la FDA públicamente anunció una advertencia describiendo los hallazgos de la Clínica Mayo., los que fueron reportados el 28 de agosto de 1997 en el *New England Journal of Medicine*, juntamente con una carta al editor describiendo casos adicionales. La FDA había recibido más de 100 reportes de casos de anormalidades de las válvulas del corazón en pacientes que habían consumido fen-fen.

Ningún caso de enfermedad valvular fue reportado en las personas que sólamente habían ingerido fentermina.

El 15 de septiembre de 1997, la Agencia de Alimentos y Drogas de Estados Unidos (FDA) Food and Drug Administration, solicitó a las corporaciones farmacéuticas que voluntariamente retiraran del mercado Pondimin (fenfluramina) y Redux (dexfenfluramina).

El 9 de julio de 1997, el primer juicio nacional fue peticionado, alegando que los manufactoradores de estas drogas dietéticas habían descuidado el advertir a los consumidores sobre los posibles daños y peligros de estas drogas.

En octubre 7, 1999, la corporación farmacéutica aceptó una negociación de una acción legal de "clase" y pagó 4.75 billones de dólares a consumidores que habían sido medicados con Pondimin y Redux.

En agosto 28, 2000, un juez aprobó la resolución final del caso. CNN reportó el 23 de abril de 2003 que los Laboratorios Wyeth habían puesto en reserva **14.6 billones de dólares para cubrir los gastos legales y las múltiples compensaciones**.

En un estudio que comprendió 291 pacientes tratados con Pondimin, Redux, y usualmente la combinación de una de estas dos drogas en combinación con fentermina, estudios ecocardiográficos documentaron el 27% de enfermedad valvular aórtica, también llamada regurgitación aórtica, (esto ocurre cuando la válvula pierde la capacidad de cerrarse como corresponde y permite que parte de la sangre regurgite). El 8% padecían de insuficiencia o regurgitación de la válvula mitral y el 3% tenían anormalidades en las dos válvulas.

Las mismas drogas causaron una enfermedad pulmonar seria llamada hipertensión pulmonar primaria, en la cual las ramas de la arteria pulmonar se angostan por un fenómeno de constricción, aumentando así la presión en el territorio pulmonar.

Esta condición fue rápidamente fatal y las 2/3 partes de los afectados fallecíeron después de tres años de haber sido diagnosticados con la enfermedad. (Nueva terapia para la hipertensión pulmonar permite la sobrevida de más de cinco años en el 65% de los pacientes).

MECANISMOS DE ACCIÓN DE LAS DROGAS QUE TRATAN LA OBESIDAD

Son los siguientes:

1- **Reducción de la consumición de alimentos disminuyendo el apetito**
2- **Reducción la absorción y digestión intestinal de grasas e hidratos de carbono (azúcares)**
3- **Estrategias que podrían desarrollarse que afectaran la producción de adiposidad en el cuerpo (litogénesis) y su destrucción (lipólisis)**
4- **Aumento del gasto calórico o energía (en la actualidad, no es recomendado)**

Comentaré sobre **1- y 2-**

DROGAS QUE REDUCEN LA CONSUMICIÓN DE ALIMENTOS DISMINUYENDO EL APETITO (llamadas drogas anorécticas)

Existen un número de drogas que tienen esta acción. Son las llamadas "simpaticomiméticas". Algunas han sido restringidas por la FDA (Federal Drug Administration), a causa de su potencial adictivo. Ejemplo: fentermina.

Cuidado ahora: Una droga disponible sin prescripción médica llamada **fenilpropanolamina (Acutrim and Dexatrim)** actúa aumentando la producción de catecolaminas. Estas son compuestos químicos del sistema nervioso y causan elevación de la presión arterial, el pulso y los niveles de glucosa en la sangre.

Sibutramina (Meridia)
Ésta es la primera de una nueva clase de drogas contra la obesidad que actúa manipulando el centro del apetito en el cerebro.

Estudios clínicos realizados en 6.000 obesos resultaron en 5-10% de pérdida de peso en un año.

Pacientes con un historial de enfermedad de las arterias coronarias, insuficiencia cardiaca, arritmias o previos accidentes cerebro-vasculares, o hipertensión nunca deberían ser tratados con sibutramina.

DROGA QUE REDUCE LA ABSORCIÓN Y DIGESTIÓN DE GRASAS

Orlistat (Xenical) es también la primera droga de una nueva clase de drogas para tratar la obesidad. Actúa bloqueando la absorción de la grasa de la dieta en el tracto gastro-intestinal, y lo hace neutralizando a una enzima que digiere la grasa. En lugar de ser absorbida, una tercera parte de la grasa que la persona ha consumido es excretada con la materia fecal.

No es difícil comprender que esta droga tiene muy poco efecto en pacientes que consumen una dieta baja en grasas.

Este compuesto es mínimamente absorbido, lo que evita efectos adversos en el cuerpo aparte del intestino. Aumenta la frecuencia y el aspecto de las heces debido a la grasa que no ha sido procesada normalmente. Las vitaminas solubles en grasa (que se absorben junto con esta) se pierden al mover el intestino. Los suplementos vitamínicos pueden solucionar este problema.

DROGAS QUE AUMENTAN EL GASTO DE ENERGÍA

Efedrina y cafeína: Estas drogas no han sido aprobadas por la FDA para el tratamiento de la obesidad.

MUCHO CUIDADO CON LAS PÍLDORAS PARA PERDER PESO

La droga fen-fen no es la única que ha causado problemas médicos serios.

Los llamados productos "fen-fen herbal", que no contienen fenfluramina, dexfenfluramina, o fentermina, a menudo contienen una combinación de efedra, una efedrina contenida en esta hierba, y cafeína.

Los suplementos herbales para inducir pérdida de peso no son apropiadamente regulados por el gobierno de Estados Unidos, y muchos de estos suplementos no advierten al público sobre sus potenciales efectos nocivos. Algunos causan depresión, ansiedad y problemas cardiacos.

El estimulante Efedra, que representa el más popular y ampliamente utilizado suplemento para reducir la obesidad, ha sido vinculado con enfermedad y muerte. Se estima que más de tres billones de tabletas de Efedra los norteamericanos consumen anualmente.

La FDA recientemente alertó al público sobre productos Chinos para perder peso: Chaso (Jianfei) cápsulas y Chaso Genpi, porque tienen potencial de causar daño a la salud. Personas en Japón tomaron estas medicinas y se enfermaron gravemente. Algunas fallecieron.

La FDA ha emitido un aviso de alerta para el personal que trabaja en importación para detectar estos dos productos chinos que mencioné en el párrafo anterior.

En el año 2001, la FDA anunció nacionalmente una alerta especial y la supresión al público de trece "Tesoros del Este", productos herbales que contenían un componente toxico, el ácido aristolóquico, que daña los riñones.

Las drogas para la obesidad, son, en el mejor de los casos, de ayuda temporaria para lograr una pérdida modesta de peso. Lo que se perdió se gana pronto después que estas drogas no se siguen consumiendo.

Sólo dos drogas están actualmente aprobadas en Estados Unidos para el tratamiento a largo plazo de la obesidad: La Sibutramina (Meridia), la cual es peligrosa en pacientes que sufren de enfermedad cardiovascular, y el Orlistat (Xenical), que produce 5-10% de pérdida de peso.

Las medicinas disponibles para tratar la obesidad deben ser supervisadas por profesionales que tienen experiencia y conocimiento especial en el campo de la medicina bariátrica, y quienes pueden integrar esta forma de tratamiento con el resto de la terapia que el paciente requiere teniendo en cuenta otras dolencias que lo/a afectan.

CAPÍTULO 18

NUTRICIÓN Y OBESIDAD VIEJOS HÁBITOS SON DIFÍCILES DE VENCER

Es más saludable focalizar en la ciencia de la nutrición que en el arte de comer.

Se han culpado a diversas influencias por la existencia de la obesidad, incluyendo genes, metabolismo lento, medio ambiente, pobre actividad física, disfunciones psicológicas y emocionales, enfermedades físicas, condiciones sociales-económicas adversas, y malos hábitos alimenticios.

Sin minimizar la importancia de ninguna de estas influencias, hay dos que son decisivas: la consumición de los alimentos inadecuados y la insuficiente actividad física.

Ambas resultan de una educación deficiente, posibilidades económicas, y otras condiciones sociales. La gente en buena posición cuenta con medios para seleccionar los mejores alimentos. Lo mismo aplica a los ejercicios físicos regulares. O, sea, no sorprende ver que la obesidad en Estados Unidos es una enfermedad prevalente de los pobres y las minorías.

Los avances tecnológicos han dramáticamente reducido el ritmo de actividades físicas, desde que máquinas y computadoras han reemplazado los esfuerzos musculares y el caminar. La gente permanece sentada durante demasiado tiempo, la selección de alimentos es pésima, las cadenas de comidas rápidas han proliferado tanto que uno hasta tropieza con ellas.

OBESIDAD Y DIETA

Los componentes principales de la dieta son llamados los "macronutrientes". Estos incluyen los hidratos de carbono, las grasas, y las proteínas.

No hay acuerdo universal sobre el efecto que tiene la composición de diferentes dietas y su contribución a la obesidad. Hay diferentes teorías y sus promotores creen que las suyas son correctas y todas las demás están equivocadas.

A continuación mencionaré brevemente algunos de los programas nutricionales dirigidos al tratamiento de la obesidad.

Aumento de peso y los hidratos de carbono

Algunos investigadores creen que la excesiva consumición de azúcares "simples" conduce a la obesidad, independientemente de la cantidad total de calorías consumidas.

No todos los alimentos que contienen hidratos de carbono son similares. Lo opuesto es cierto. Y la variedad existente de hidratos de carbono determina los niveles de glucosa que resultan de su absorción. La actividad de los carbohidratos que determina los resultantes niveles de glucosa en la sangre se conoce como el Índice Glucémico o Índice Glicémico (IG).

Los hidratos de carbono que tienen un IG bajo son los que producen pequeñas fluctuaciones en los niveles sanguíneos de la glucosa y la insulina y reducen el riesgo de enfermedad cardiaca y diabetes y son fundamentales para perder y mantener un bajo peso.

Los hidratos de carbono que tienen un IG alto son perjudiciales para la salud y esto es particularmente cierto para las personas obesas y de estilo de vida sedentario.

Los carbohidratos simples (glucosa, sacarosa, lactosa) se absorben rápidamente y producen elevaciones sanguíneas de la glucosa más rápidamente que los carbohidratos complejos (almidón, glucógeno), aunque hay excepciones. (Ciertos almidones pueden producir un IG más marcado que los azúcares como la sacarosa).

Los hidratos de carbono simples que se absorben rápidamente en el tracto gastrointestinal y tienen un IG alto conducen a una series de reacciones hormonales y metabólicas que promueven la consumición de más alimento en el obeso. La selección errónea de los alimentos crea un círculo vicioso que perpetúa la obesidad.

La acumulacion adiposa resulta de la aumentada producción de insulina causada por los hidratos de carbono (los dulces), particularmente aquellos que contienen poca fibra.

Una excesiva cantidad de insulina circulando en el torrente sanguíneo se la conoce como "hiperinsulinemia". Esta situación es responsable por la abundante acumulación de tejido adiposo en distintas partes del cuerpo.

Muchos investigadores han recomendado un incremento en la consumición de hidratos de carbono, pero sólo aquellos "complejos" y contenidos en los granos enteros.

Ejemplos de alimentos con IG alto:

Papas al horno, papas fritas, maltosa (cerveza), pan sin gluten, pan blanco, miel, maizena (almidón de maíz), corn flakes (copos de maíz), harina de trigo blanca, pan de hamburguesa, tapioca, habas cocidas, galletitas saladas, crackers, donuts, sandía, calabaza, bebidas gaseosas, sodas, colas, biscottes, croissants, cereales refinados azucarados, dátiles, ñoquis, arroz blanco, azúcar blanco, azúcar moreno, merengue, remolacha cocida, castañas, tacos (mejicanos), helado (azucarado), puré de patata, arroz de grano largo (excepto Basmati), patata cocida con la piel, melón, confituras, pasas de uvas, pizza, mayonesa, lasaña, mermelada (azucarada), sirope de Maple (para tortitas), piña de almíbar, sémola refinada, mandioca, papaya, polvorones, mostaza (con azúcar), sushi, ketchup, espaguetis blancos muy cocidos, tallarines blancos muy cocidos, polvo chocolateado azucarado (colacao, nesquick), melocotón en almíbar.

Ejemplos de alimentos con IG bajo:

Apio crudo, crema de manzana, zumo de tomate, semillas de sésamo, levadura, mostaza tipo Dijon, salsa de tomate natural (sin azúcar), fideos chinos de trigo duro, naranja, ciruelas, manzana, higo, membrillo, dulce de membrillo sin azúcar, yogurt entero, yogurt desnatado, zanahorias crudas, queso de cabra, queso fresco, queso blanco, tomates, leche fresca, leche en polvo, lentejas amarillas, mandarinas, pera, fideos chinos de soja, garbanzos cocidos, frijoles, hummus, lentejas verdes, chocolate negro (>70% de cacao), pomelo, cerezas, palmitos, alcachofas, berenjena, chocolate negro (>80% de cacao), tofú, avellanas, pistachos, nueces, pesto, cebolla, espinaca, aceitunas, ajo, pepino, champiñones, pimiento, hinojo, espárragos, brócoli, coliflor, lechuga, escarola, quesos (mozzarella, cotttage, cheddar, ricotta, parmesano, gruyere, roquefort, manchego, feta, cabra) pescados, mariscos, café, té, aceites.

Aumento de peso y las proteínas

Algunos autores creen que la obesidad es el resultado de la excesiva consumición de proteínas en la temprana infancia. En Estados Unidos, dietas ricas en proteína tienden también a ser ricas en grasa (la carne roja es un ejemplo).

Aumento de peso y las grasas en la dieta

Una dieta rica en grasa aumenta la posibilidad de obesidad, así como una dieta baja en grasa reduce esa posibilidad.

La grasa provee la densidad de energía mayor de todos los macronutrientes.

DENSIDAD DE ENERGÍA Y OBESIDAD

La densidad de energía se refiere a la cantidad de calorías de un alimento en una dada cantidad de peso.

Los macronutrientes, como los hidratos de carbono y proteínas, proveen 4 calorías por gramo. La grasa provee 9 calorías por gramo. El alcohol, 7calorías por gramo. La grasa, por lo tanto, es la que tiene el grado más alto de densidad de energía.

La densidad de energía reducida es el ingrediente esencial de una dieta para cualquier tratamiento de obesidad. Una reducción de 500 calorías diarias debajo de los requerimientos del cuerpo debería conducir a una pérdida de peso de una libra (0.45 kg) por semana.

Dietas que contienen 1.000 calorías por día, o menos, llevan ciertos riesgos y deben ser médicamente supervisadas. El suplemento de multivitaminas y minerales es importante.

Dietas excesivamente bajas en calorías causan pérdida del cabello, tendencia aumentada a formar cálculos en la vesícula, y trastornos menstruales.

La mayor parte de los médicos evitan estas dietas tan restringidas. Los riesgos son significantes.

Dietas altas en hidratos de carbono, bajas en grasas

La American Heart Association y el Departamento de Agricultura de Estados Unidos han publicado recomendaciones sobre la consumición de macronutrientes.

El Stage II National Colesterol Education Program recomienda una dieta que tenga sólo 25 % de la energía por grasa, y 7% de sus calorías de grasas saturadas y menos de 200 mg de colesterol al día.

El National Heart, Lung, and Blood Institute ha recomendado en mayo del año 2001, 25-30% del total de calorías consumidas derivadas de las grasas, y menos del 7% que deriven de las grasas saturadas.

Los alimentos ricos en fibra causan saciedad. Estudios epidemiológicos sostienen que hay una menor incidencia de obesidad en las personas que consumen dietas con alto contenido de fibra. **Existe evidencia que confirma la noción que las dietas ricas en fibra que contienen vegetales sin almidón, frutas y granos enteros pueden ser efectivos en la prevención y el tratamiento de la obesidad.**

Cuanto más alto es el contenido de fibra en la dieta, menor es el peso.

También ha sido sugerido que las dietas ricas en fibra protegen contra la obesidad y la enfermedad cardiovascular porque reducen los niveles sanguíneos de insulina.

La consumición promedio de fibra en Estados Unidos es de 15 gramos al día. Es aconsejable aumentarla por lo menos a 30 gramos diarios.

Dieta baja en hidratos de carbono, alta en proteína (Atkins)

Hace 4 a 5 décadas, fueron propuestas dietas restringidas en hidratos de carbono e ilimitada cantidad de alimentos ricos en proteína y grasa para el tratamiento de la obesidad. Millones de personas las utilizaron. Parte de su justificación fue el hecho que los azúcares tienen un índice de saciedad bajo. En otras palabras, no calman mucho el apetito.

Otro punto que trataba de justificar esta dieta fue la ketosis que produce. La ketosis es la excesiva producción y acumulación de substancias ketónicas en el cuerpo, tales como el acido acetoacético, que reducen el apetito contribuyendo de esta manera a la pérdida de peso.

Las dietas altas en proteína poseen riesgos nutricionales a largo plazo. La limitación de los hidratos de carbono provoca la eliminación en la dieta de micronutrientes, fotoquímicos, y esteroles vegetales.

Los efectos de la ketosis incluyen pérdida rápida de líquido, mareos, nausea, fatiga y tendencia a una baja presión arterial. También aumenta la movilización de calcio de los huesos.

El uso de las grasas saturadas y colesterol por largo tiempo aumenta el riesgo de enfermedad coronaria y el avance de la arteriosclerosis en otros territorios arteriales.

Esta dieta es capaz de inducir a corto tiempo una cierta pérdida de peso, pero sus peligros potenciales no la definen como una dieta palatable desde el punto de vista científico.

Resumen de las dietas para tratar la obesidad

Descripción de la dieta Grasas Hidratos de Carbono Proteína Ejemplos

	Grasas % Kcal.	Hidratos de Carbono % Kcal.	Proteína % Kcal.	Ejemplos
Alta grasa bajo HDC (*) (Menos de 100g/día) Alta proteína	55-65-	<20	<25-30	Atkins

Moderada reducción de grasa, altos HDC proteína moderada	20-30	55-60	15-20	Weight Watchers
Muy baja grasa, muy Altos HDC, proteína moderada (**)	<10-19	>65	10-20	Pritikin

(*) HDC = Hidratos de Carbono
(**) < Menos de . . . > Mas de . . .

La dieta South Beach

Hace pocos años, el Dr. Arthur Agatson, cardiólogo de Miami Beach, introdujo la dieta South Beach para promover la salud cardiovascular y pérdida de peso.

Esta dieta no tiene alto contenido graso ni bajas cantidades de hidratos de carbono. El énfasis se aplica en la cuidadosa selección de "buenos hidratos de carbonos" y "buenas grasas".

"Buenos" hidratos de carbono son aquellos que contienen abundante fibra y nutrientes (frutas, vegetales, y granos completos de cereal), y reducida cantidad de azúcares y almidones.

"Buenas" grasas, tales como Omega 3, suplementos con aceite de pescado, hojas verdes de vegetales tales como los huevos (range-fed poultry) (estos generalmente contienen bajos niveles de grasas saturadas comparados con los producidos de otra manera), aceite de oliva, de canola y aceite de peanut, son recomendados.

El contenido de proteínas de esta dieta es flexible. La clara de huevo y el jamón Canadiense son permitidos. La dieta South Beach también contiene carne puerco, cordero, y vaca, siempre que tengan mínima cantidad de grasa.

Los malos carbohidratos, tales como la harina blanca y el azúcar blanco son prohibidos. Cereal de grano completo y otros, así como la pasta, resultan aceptables. Las malas grasas, tales como las que contienen ácidos grasos saturados y trans-ácidos son excluídas.

Millones de personas adoptaron esta dieta y han mejorado sus niveles sanguíneos de colesterol, mejoraron o impidieron los componentes del síndrome metabólico de resistencia a la insulina, y lograron pérdidas de peso significantes.

Una de las mejores ventajas de esta dieta es su flexibilidad y su enfoque racional, lógico, científico y de componentes de buena nutrición.

Hay otras dietas, tales como la Pritikin o los programas Ornish, que también pueden conducir a pérdida de peso, pero son muy estrictas y muchas personas las rechazan.

Debe recordarse que ninguna dieta, la dieta South Beach o cualquier otra dieta que tenga valor científico, producirá resultados a menos que la persona que la utilice posea la suficiente disciplina y consistencia para cumplir con sus principios de manera permanente.

Lo que incita a comer no es el estómago, sino el cerebro. Es ahí en donde está el punto de partida de la carrera para perder peso y de donde surgen las decisiones para lograr resultados. Para tener éxito en su itinerario dietetico es necesario planearlo y ejecutarlo metódicamente, controlando y restringiendo sus tentaciones y aplicando auto-disciplina.

Y ahora por favor, dé vuelta la página. Quiero decir, si aún no lo he desalentado para hacerlo, y así veremos el final de nuestro recorrido.

EPÍLOGO

Todos nosotros pasamos la vida obteniendo conclusiones. Pero antes de alcanzar esas conclusiones, pensamos. Luego llega el momento de decidir si debemos actuar o no.

La secuencia de "pensar-decidir-actuar" es característica de la conducta humana. Los pacientes que sufren de obesidad mórbida también deben atravesar por este proceso mental si alguna vez entretienen la posibilidad de ser tratados con la cirugía bariátrica.

¿Qué es más difícil: pensar, concluir, decidir, o actuar?

Hay gente que piensa razonablemente bien pero no puede alcanzar una decisión. Otros alcanzan sus conclusiones pero les resulta difícil decidir el curso que deben adoptar. Hay quienes deciden qué hacer, pero cuando llega el momento de la ejecución, se congelan y no pueden actuar.

Y, naturalmente, existe una clase especial de individuos quienes son capaces de actuar decididamente pero sin pensar.

Considerando el hecho que no soy psicólogo, me pareció prudente preguntarle sobre estos asuntos a un experto en psicología de reputación internacional, el Profesor Arnold A. Lazarus.

La revista *American Psychologist*, publicada mensualmente por la American Psychological Association, hace unos años clasificó al Dr. Lazarus como uno de los diez psicoterapeutas más influyentes del siglo XX.

Ésta fue mi pregunta: ¿Qué es lo más difícil: pensar, concluir, decidir, o actuar, por lo menos, para la mayoría de los seres humanos?

Tuve el enorme privilegio de obtener su contestación. Y así fue:

"Eduardo, es difícil generalizar a causa de las considerables diferencias individuales. No obstante, si aplicamos las teorías de aprendizaje y la observación clínica a este asunto, la conclusión es que la combinación de pensar y concluir es, para la mayor parte de la gente, más fácil que alcanzar una decisión."

"Clínicamente, muchos pacientes se obsesionan y atraviesan por un laberinto vertiginoso de pensamientos y conclusiones. Cuando parecen haber terminado este proceso, comienzan a pensar todo nuevamente y logran decisiones completamente distintas de las primeras. Mientras tanto, no hacen nada para cambiar la situación pero esperan nuevas rondas de confrontaciones consigo mismos."

"La activación de la conducta" es considerada uno de los ingredientes más importantes para cambiar. Este concepto significa la implementación real, práctica, de lo decidido."

"El problema es que un gran número de personas ofrecen resistencia a los cambios de conducta. Se requiere considerable capacidad profesional para persuadir a estos individuos a concretar acciones reparativas."

Y hay otro ángulo desde el cual se pueden analizar las conclusiones de una persona. En el caso particular del paciente que sufre de obesidad mórbida, y en cuanto a su decisión de someterse o no a la cirugía bariátrica, éste/a debe recurrir a las opiniones y experiencias de otras personas.

La razón es obvia: el enfermo no ha tenido previamente cirugía de obesidad. Es necesario sostener conversaciones y hacer preguntas a quienes han atravesado por esa experiencia, profesionales expertos en la materia y leer algún tipo de literatura que explique y brinde una vista panorámica sobre los beneficios, inconvenientes y riesgos de la cirugía bariátrica.

Aceptar la cirugía bariátrica es, ciertamente, una decisión muy importante. Muy pocas intervenciones quirúrgicas pueden cambiar tan drástica y permanentemente el aspecto físico y la manera de una persona de pensar, sentir, trabajar, comer, beber, sentarse, pararse, jugar, irse de vacaciones, practicar deportes, tener intimidad sexual con su amante o esposo, tratar a sus hijos, hermanos, otros parientes, conocidos, amigos, compañeros de trabajo, y todo tipo de contactos sociales.

Si usted piensa que es difícil alcanzar una decisión sobre efectuar cirugía de obesidad, no piense que su reacción es anormal. ¡No lo es! En realidad, sería anormal el decidir por una opción quirúrgica sin evaluar cuidadosamente todas sus ventajas e inconvenientes, y sobre todo, asegurarse que usted tiene el temperamento para cumplir con este tipo de tratamiento.

El aprendizaje sobre la obesidad mórbida y las opciones terapéuticas deben analizarse metódicamente. Espero que lo explicado en los capítulos precedentes lo ayudarán en ese sentido, y contribuirán a facilitar sus conclusiones.

La decisión de someterse a la cirugía bariátrica o no, es más fácil de alcanzar para el médico que para el paciente. Después de completar la consulta inicial, el profesional familiarizado con esta condición tiene una idea bastante clara si el enfermo califica o no para este tipo de tratamiento.

Como paciente, su propia evaluación es más ardua y traumática. Y esto es entendible: al no haber aún atravesado por este proceso, no tiene las respuestas. No se atormente por eso. En líneas generales, no hay substituto para las experiencias personales.

EL PROCESO DE UNA DECISIÓN

Con respecto a la obesidad mórbida y la cirugía bariátrica, hay que considerar tres posibilidades:

1- Usted absolutamente califica para la cirugía bariátrica

La requiere porque los riesgos de incapacidad y muerte son considerablemente más grandes que los riesgos de la operación

2- Usted absolutamente no califica para la cirugía bariátrica

Razones físicas o psicológicas contraindican la intervención quirúrgica (Capítulo 5)

3- Usted no califica para esta cirugía en algún momento de su vida pero podría calificar en un futuro

Ejemplo: Usted sufre de un severo desorden obsesivo-compulsivo el cual fue muy importante contribuyendo a un peso excesivo de 200 libras (90,99 Kg.). Un tratamiento con psicoterapia efectiva y medicamentos apropiados, podría habilitarlo para la operación.

La decisión de tener cirugía de obesidad es única y no puede ser comparada con ningún otro tipo de cirugía. Aquellos que modifican su cara, abdomen, senos, o/y nalgas ciertamente lucen diferente. Pero estos cambios son parciales, yo diría "segmentales", ya que ocurren en una o varias partes del cuerpo.

La cirugía bariátrica cambia a toda la persona.

Usted siempre podrá reconocer a una persona a la que le levantaron los párpados, redujeron el tamaño de la nariz o los pechos, o tuvo liposucción del abdomen. Pero es difícil reconocer a una persona que ha sido exitosamente tratada por cirugía de obesidad. Después de perder 100, 200, o 300 libras, equivalentes a 45,45 Kg., 90,99 Kg., o 136,36 Kg., respectivamente, uno no tiene el mismo aspecto.

Y cambia no sólo por fuera sino por dentro. Se siente más seguro, ha atravesado por ajustes de distinto tipo en su matrimonio o relaciones, trabaja con más energía, practica deportes, mejora su propia estima, ha dramáticamente mejorado o corregido su diabetes, hipertensión, insuficiencia cardiaca, dolores de espalda, rodillas, y tobillos, la apnea del sueño, enfermedades de la piel y muchas otras dolencias. No es víctima de elementos maliciosos que de manera obvia o furtiva lo ofendían con gestos y expresiones burlonas, de desdén, indiferencia, o rechazo.

En última instancia, el resultado triunfal de un paciente obeso mórbido tratado por cirugía bariátrica no se debe sólo a una operación realizada brillantemente. Naturalmente, eso es esencial, pero es parte de un cuadro global. Es su propia actitud la que decidirá el tipo de existencia que usted llevará por el resto de su vida.

Cualquiera fueran los cambios ocurridos después de la operación, estos dependerán no solamente del pequeño estómago que le construyó el cirujano, sino de cómo usted actuará con él.

La cirugía bariátrica es mucho más que un evento físico importante. Es una revolución de la mente y el espíritu, una última frontera en la lucha por su sobrevivencia, una renovación de esperanza, la liberación de deseos y aspiraciones atesoradas durante mucho tiempo, un compromiso para conducir una vida productiva, saludable y feliz, y estar disponible en el momento y lugar apropiados, cuando los que usted ama y los que a usted lo aman, lo necesiten.

¡Que todos sus sueños se transformen en realidad!

¡Cuídese mucho y sea feliz!

Mis más sinceros deseos.

Eduardo Chapunoff

APÉNDICE 1

LA OBESIDAD Y EL BUCEO

Los obesos que bucean (aquellos que tienen un IMC más grande de 30 Kg. /m2) acarrean riesgos más altos.

Éstas son las razones:

1- **Enfermedad de descompresión**
2- **Enfermedades cardiovasculares (hipertensión)**
3- **Diabetes (niveles de la glucosa sanguínea pueden fluctuar)**
4- **Problemas de la función respiratoria (hipoxia—baja concentración de oxígeno—y retención de anhídrido carbónico**
5- **Deficiente acondicionamiento físico**
6- **Disminuída capacidad para rescatarse a sí mismo**
7- **Disminuída capacidad de los que tratan el rescate**
8- **Mayor riesgo de pánico en situaciones estresantes**

Los riesgos de descompresión se han notado particularmente en los buzos de cierta edad. Esto puede ser debido al grosor de los pliegues de la piel (que contienen más tejido graso) y la mayor incidencia de enfermedad cardiovascular comúnmente presente en el obeso.

Cuando una persona se sumerge, el nitrógeno se disuelve en todos los tejidos del cuerpo en proporción a la solubilidad del gas y el aflujo sanguíneo a esos tejidos.

El "bends" es el término que describe los dolores articulares que resultan de las búrbujas acumuladas en la articulación. El contenido acuoso de las articulaciones facilita la solubilidad del gas en esas regiones.

El nitrógeno también es muy soluble en el tejido adiposo (graso). Por esta razón, las burbujas de nitrógeno son producidas en exceso. Si éstas comienzan sus viajecitos macabros, y penetran en una vena, viajan al pulmón (embolismo pulmonar). Si la cantidad de burbujas es grande, se bloquean las ramas de la arteria pulmonar. Hay dificultad respiratoria y dolor de pecho y el proceso puede ser fatal.

A veces, las burbujas que viajan por las venas a la aurícula derecha, en lugar de dirigirse al ventrículo derecho como es lo corriente, eligen otro itinerario y pasan de la aurícula derecha hacia la aurícula izquierda por una pequeña abertura llamada el "foramen ovale". Una vez que las burbujas alcanzaron la aurícula izquierda, van al ventrículo izquierdo y de aquí pueden pasar al cerebro causando un accidente cerebrovascular (parálisis de la mitad del cuerpo, u otros trastornos neurológicos de distinto tipo y severidad).

Se ha estimado que los buceadores que tienen más del 20% de peso excesivo no deberían ser autorizados a practicar esa actividad hasta corregir la anormalidad.

LA OBESIDAD EN LOS NIÑOS: UN ASUNTO PREOCUPANTE

En Estados Unidos, el 15% de los jóvenes entre los 6 y los 19 años, y alrededor del 10% de los niños de edad pre-escolar están sobrepeso.

La incrementada incidencia de obesidad es vista en muchachos y chicas de todas las edades y sin límites geográficos. Se observa no sólo en EE.UU. sino en muchos otros países.

Los factores que mucho influyen son la predisposición genética y el medio ambiente.

La obesidad en los niños presagia su mayor incidencia de sobrepeso en la edad adulta.

Lamentablemente, muchos chicos obesos sufren de enfermedades coexistentes antes de alcanzar la edad adulta. Muchos de ellos padecen de hipertensión y niveles altos de colesterol y triglicéridos. La diabetes tipo 2 es común también. Y en los casos de obesidad severa, condiciones que pueden arriesgar la vida, como la apnea obstructiva del sueño, representan una preocupación adicional.

La obesidad paterna (o materna) es un factor importante en la obesidad de los niños. Cuando se consideran acciones terapéuticas, la familia entera debe ser aconsejada.

El impacto de la obesidad en los niños no es solo físico. La pobre estima propia y trastornos temperamentales son comunes, su calidad de vida está afectada y existen consecuencias sociales negativas.

Las estrategias de tratamiento incluyen la modificación de la conducta, técnicas para reducir la consumición de calorías, así como aumentar el gasto de energía. La exposición prolongada a la televisión y los juegos de video son particularmente peligrosos.

Los programas dietéticos deben ser cuidadosamente controlados. En la década de 1970 a 1980 se publicaron reportes de muerte súbita en adultos que habían consumido líquidos ricos en proteínas. Las restricciones dietéticas condujeron a la hipokalemia (bajos niveles sanguíneos de potasio), y arritmias peligroasas.

El tratamiento de los niños obesos es tan difícil—si no más aún—que el tratamiento de la obesidad en los adultos. Conflictos socio-económicos, obesidad de los padres, la adicción a la televisión y los juegos de videos, tanto como a las hamburguesas, salchichas, papas fritas, tortas de queso y chocolate, caramelos, y helados, todos forman parte de nuestra cultura, y es muy difícil convencer a los afectados que cambien su dieta a una más saludable.

El profesional debe mantener cuidadosamente un balance entre las necesidades calóricas del niño sin comprometer o entorpecer el proceso de crecimiento, o precipitar un desorden adicional de la alimentación.

Contratiempos frecuentes incluyen el entrenamiento inadecuado sobre cómo aconsejar a los pacientes jóvenes en el difícil trayecto de transformar sus tóxicos, recalcitrantes hábitos alimenticios, y la mala compensación económica de los profesionales dedicados a esta difícil actividad.

El éxito de la terapia depende de:

1- Establecer hábitos dietéticas saludables y ejercicios y actividades físicas en una edad temprana (lo más temprana posible)
2- Participación de la familia
3- Medidas de adoptadas por el Departamento de Salud Pública

Los obstáculos principales que se encuentran en el manejo terapéutico de los niños obesos son:

1- No asimilan la seriedad de su problema

2- Si lo asimilan actúan como si no se los hubiera informado. Es una mezcla de conflictos emocionales, los padres obesos que tienen, ellos mismos, dificultad para adherirse a programas que requieren esfuerzo considerable y actuar con la constancia requerida, indisciplina, influencia de malas compañías, educación basada en la pereza

Pocos pacientes se percatan de la inmensa importancia y los grandes peligros de la obesidad infantil y tendrán la oportunidad de tratarla como corresponde.

LA LEPTINA Y LA GRELINA: HORMONAS RELACIONADAS CON EL APETITO

La leptina es una hormona producida por las células adiposas (grasas) llamadas adipositos.

Hace una década se descubrió que esta hormona regula el peso del cuerpo, y sigue siendo investigada.

Una vez que la leptina penetra en la corriente sanguínea, actúa en una zona del cerebro llamada el hipotálamo (las regiones lateral y media) adhiriéndose a receptores de leptina y activando señales que regulan el balance de energía reduciendo el apetito y aumentando el gasto calórico a través de la estimulación del sistema simpático.

La ausencia de leptina produce obesidad masiva en ratones y humanos. El tratamiento experimental con leptina, reduce el apetito y la consumición de alimentos en ratones y en humanos que tienen deficiente cantidad de esta hormona.

La mayor parte de los animales y las personas obesas tienen niveles altos de leptina. Desde que ésta actúa reduciendo el apetito, sería lógico pensar que un exceso de leptina circulando en la sangre debería conducir a una pérdida de peso.

Pero si así fuera, ¿Cómo pudieran explicarse los altos niveles de leptina en los obesos?

La explicación que se ha ofrecido es un estado de resistencia a la leptina.

Un estudio clínico con leptina reportó que en sujetos delgados tratados con leptina durante cuatro semanas y obesos tratados durante veinte y cuatro semanas, se notó una modesta pérdida de peso.

La irritación local en el sitio de la inyección limitó el uso de esta preparación. Una preparación de leptina de acción prolongada y lenta podría mejorar el uso de esta droga.

Grelina

Es un péptido (como lo es la leptina) que recibió atención recientemente a causa de su participación en la regulación del apetito. Esta hormona se sintetiza predominantemente en las células epiteliales de la zona llamada el "fondo" del estómago. Una pequeña cantidad también se produce en la placenta, riñón, la glándula pituitaria y el hipotálamo.

Por lo menos, la grelina posee dos actividades biológicas:

- Estimulación de la hormona del crecimiento por la glándula hipófisis
- Regulación del balance de energía: Tanto en roedores como en humanos, la grelina aumenta el apetito a través de su acción sobre los centros hipotálamicos. También parece suprimir la utilización de tejido adiposo. Por este mecanismo contribuiría a la acumulación en los tejidos de adiposidad (gordura).

Experimentalmente, la inyección de grelin en el hipotálamo de roedores estimuló el apetito de los animales y aumentó su peso.

Datos recientes sugieren que la administración a corto plaza de grelina a los humanos estimula el apetito y la consumición de alimento.

Hay otras hormonas y substancias que influencian el apetito y la ingestión de alimentos, tales como la norepinefrina, insulina, esteroides (derivados de la cortisona), dopamina, serotonina y otras, pero su discusión va más allá del propósito de este libro.

AMERICAN SOCIETY FOR METABOLIC AND BARIATRIC SURGERY (ASMBS) SURGICAL REVIEW CORPORATION (SRC) CÓMO LOCALIZAR LOS CENTROS DE EXCELENCIA DE ESTADOS UNIDOS Y LOS CIRUJANOS QUE A ELLOS PERTENECEN

La American Society for Metabolic and Bariatric Surgery (ASMBS) es la organización más grande en el mundo en esta especialidad. Su propósito es promover adelantos en el arte y la ciencia de la cirugía de obesidad. Estimula en sus miembros a:

- Proceder con investigaciones clínicas y de laboratorio
- Intercambiar ideas, información, y experiencia sobre cirugía bariátrica
- Promover conceptos para la selección y el cuidado ético de los pacientes
- Desarrollar programas educacionales para médicos, personal para-médico, y el público en general
- Promover estudios que publiquen resultados de las intervenciones y que se ejerzan controles de calidad

El liderazgo de la ASMBS reconoció la necesidad de identificar a centros médicos, hospitales, y cirujanos de la especialidad que alcanzan los más altos niveles de eficiencia.

Fue de esta manera que surgió la Surgical Review Corporation (SRC). Esta es una organización independiente, no-profitable, que adoptó la implementación de estrictos requerimientos para ser nombrado Centro de Excelencia.

El objetivo de la SRC no es limitar la cirugía bariátrica seleccionando pocos centros excelentes ampliamente reconocidos. Son tantos los pacientes que necesitan este tipo de cirugía que la SRC desea identificar los centros médicos y los cirujanos que producen los mejores resultados. "Resultados pobres" no son aceptables.

La SRC ha anunciado recientemente la futura publicación de Centros de Excelencia Internacionales en un esfuerzo para establecer standards uniformes y bien establecidos para la cirugía de obesidad no solamente en Estados Unidos sino en el resto del mundo.

La selección de Centro de Excelencia está basada en las calificaciones y la experiencia del cirujano bariátrico y el equipo que lo rodea, la incidencia de complicaciones, estadísticas de mortalidad operatoria, la disponibilidad de todos los equipos modernos necesarios para el manejo de los obesos mórbidos, la calidad del cuidado pos-operatorio y de los programas a corto y largo plazo para lograr y mantener la pérdida de peso.

Si usted sufre de obesidad mórbida y piensa que pudiera calificar para cirugía bariátrica, la lista de los Centros de Excelencia y los cirujanos que pertenecen a ellos, les ofrece un buen punto de partida.

Esta puede localizarla por el Internet:

www.surgicalreview.org

Verá un mapa de Estados Unidos con las palabras Centers of Excellence. En este momento la lista incluye 347 facilidades hospitalarias y 601 cirujanos bariátricos. Proceda con un click en cualquier parte del mapa y verá otro a continuación en donde puede localizar los centros de excelencia y sus cirujanos en cualquier Estado de la Unión.

Otras informaciones útiles

American Society for Metabolic and Bariatric Surgery
Phone: 352-331-4900
Email: *info@asbs.org*
100 S.W. 75th Street, Suite 201
Gainsville FL 32607

www.ASBS.org

GLOSARIO

Accidente cerebrovascular. Daño cerebral debido a un bloqueo de una arteria del cerebro por una placa arteriosclerótica, o un coágulo que se desprendió de una cavidad del corazón, o una placa ulcerada de una de las arterias carótidas localizadas en el cuello. Un fragmento de placa liberada de la aorta puede tener el mismo efecto.

El daño neurológico depende del tamaño del coágulo que llegó al cerebro y de su localización: paralisis de una mitad del cuerpo, trastornos del habla, confusión y desorientación, disturbios visuales.

Angina abdominal. Molestia en el abdomen causada por la obstrucción de una arteria que abastece sangre al intestino.

Abdominoplastia. Es una cirugia cosmética importante, que remueve el exceso de grasa de la pared abdominal.

Adhesión. Tejido cicacrizal que une dos partes del cuerpo que normalmente están separadas. Ejemplo: segmentos de intestino que resultan de una o varias cirugías previas.

Adiposo o adiposidad. Tejido graso

Adrenalina. También conocida como epinefrina. Es una hormona producida por las glándulas adrenales que aumenta el número de latidos cardiacos y calma el espasmo de los bronquios

Anastomosis. Conección quirúrgica de dos estructuras (Ejemplos: esófago con estómago, estómago con intestino)

Aneurisma. Dilatación focal de una arteria que resulta de una debilidad de su pared

Angina de pecho, o angina pectoris. Dolor o molestia en el pecho que resulta de una deficiente cantidad de sangre que recibe el músculo cardiaco

Angiograma o angiografía. Film que se obtiene del corazón y sus arterias coronarias después de la inyección de una substancia opaca a los rayos X

Angioplastia. Dilatación de una arteria por el uso de un globito inflable

Anorexia Nervosa. Enfermedad que se ve más frecuentemente en mujeres jóvenes, caracterizada por un intenso temor de desarrollar obesidad. Los pacientes tienen aversión a los alimentos y pierden mucho peso. Es un trastorno serio que puede ser fatal.

Anorexia. Falta de apetito

Anticoagulante. Medicina que previene o demora la formación de coágulos dentro de las venas, arterias, o el corazón

Antihipertensivo. Droga que reduce la presión arterial

Aorta. La arteria más grande del cuerpo. Parte del ventrículo izquierdo y sus ramificaciones llevan la sangre a todas las partes del cuerpo

Apnea obstructiva del sueño. Desorden frecuente en los pacientes que tienen obesidad mórbida. Resulta de la obstrucción de las vias respiratorias superiores. Gran cantidad de tejido adiposo las comprimen. Durante la noche los enfermos roncan y a veces detienen su respiración. Interrumpen su sueño muchas veces y durante el día sufren de somnolencia.

Arritmia. Latido cardiaco anormal: rápido, lento, o irregular

Arteriosclerosis. Endurecimiento de las arterias

Arteria. Vaso sanguíneo que lleva sangre oxigenada del corazón a los órganos y tejidos

Artritis. Inflamación de una articulación

Ascitis. Acumulación de líquido dentro de la cavidad abdominal que produce agrandamiento del abdomen. Puede deberse a una insuficiencia cardiaca (debilidad del músculo cardiaco), cirrosis del hígado, o cáncer abdominal

Asma. Enfermedad respiratoria que causa espasmos bronquiales (constricción de los tubos bronquiales), causando silbidos, tos, pesadez en el pecho, y dificultad para respirar

Asintomático. Sin síntomas de enfermedad

Ataque cardiaco *Ver Infarto de miocardio*

Ataque isquémico cerebral temporario. Deficiencia temporaria de aflujo sanguíneo al cerebro que causa deficiencias neurológicas temporarias que duran de minutos a pocas horas, sin causar daño neurológico permanente (habla defectuosa, confusión, desorientación, trastornos visuales, debilidad de un brazo y pierna)

Aterogénico. Cualquier substancia que contribuye a la formación de placas ateroscleróticas

Aterosclerosis. Es el proceso de formación del ateroma que afecta primariamente la capa interna de las arterias y forma la placa aterosclerótica. La inflamación que envuelve las otras capas de la arteria endurece la pared del vaso sanguíneo y el proceso se llama "arteriosclerosis"

Aorta ascendente. Es la primera porción de la aorta que parte del ventrículo izquierdo

Ateroma. Depósito graso en la pared interior de una arteria. El bloqueo que resulta en la arteria puede ser mínimo o muy avanzado y ocluir la arteria completamente

Aurícula. Una de las cámaras pequeñas ubicadas en la parte superior del corazón

B12. Vitamina que se encuentra en los alimentos y suplementos. Es absorbida en el estómago. Su deficiencia causa una enfermedad llamada "anemia perniciosa"

Bariátrico/a. La rama de la medicina que trata la pérdida de peso

Bazo. Órgano abdominal que contribuye a combatir las infecciones y que puede ser accidentalmente dañado durante las operaciones bariátricas

Beta-bloqueador. Tipo de droga utilizada para tratar la angina de pecho, hipertensión, arritmias, insuficiencia cardiaca, temblor familiar, y migraña

Beta-caroteno. Un antioxidante que se encuentra en la naranja y otras frutas amarillas y vegetales que se convierte en vitamina A en el cuerpo

Bilis. Fluido verdoso secretado por el hígado que desdobla las grasa en el intestino durante la digestión

Biopsia. Un test diagnóstico. Una muy pequeña muestra de un tejido es removida del cuerpo y examinada en el microscopio. Determina si el tumor es benigno o maligno y también ayuda a diagnosticar otras enfermedades

Bypass coronario. *Ver Cirugía de bypass coronario*

Bypass gástrico. *Ver Cirugía de bypass gástrico*

Bipolar. También conocido como desorden maníaco-depresivo. Se caracteriza por episodios alternos de euforia y depresión

Bradicardia. Pulso lento (menos de 60 pulsaciones por minuto). Puede ser normal o anormal

Broncodilatador. Medicina que dilata los bronquios contraídos. Se utiliza en el asma y algunos casos de enfermedad pulmonar crónica y obstructiva

Bulimia. Un desorden del apetito. El paciente come rápida y exageradamente e inmediatamente provoca sus vómitos y también abusa los laxativos

Cáncer—Asociación con la obesidad. La obesidad está definitivamente asociada con múltiples cánceres

Cardiaco/a. Concerniente al corazón

Cateterismo cardiaco. Procedimiento que consiste en la inserción de un tubo fino (catéter) adentro de una arteria, comúnmente de la zona de la ingle, y que se avanza hacia el corazón. Se hace con anestesia local. Evalúa la función del corazón, sus válvulas, y las arterias coronarias. La parte que injecta las coronarias y el film que se obtiene se llama la **angiografía coronaria o angiograma coronario.** Así se identifican las obstrucciones de las arterias coronarias, su localización, y el grado de bloqueo que han producido

Este test es de enorme importancia y es indispensable para el diagnóstico y tratamiento de muchos padecimientos cardiacos

Cardiología. Estudio del corazón y su función en estado de salud o enfermedad

Cardiomiopatía. Enfermedad del músculo cardiaco que resulta en el deterioro de su función

Cardioversión. Conversión de un ritmo cardiaco anormal a uno normal. Se logra con drogas orales o endovenosas, y también aplicando una corriente eléctrica en el pecho del paciente

Carótidas. Arterias importantes ubicadas a cada lado del cuello por la que circula sangre que se dirige al cerebro

Celulitis. Infección con bacterias de la piel y las capas subcutáneas. Los trastornos comunes del obeso, como el edema y la insuficiencia venosa en las piernas, se acompañan de daño de la piel y ulceraciones, facilitando el desarrollo de la celulitis

Centros de Excelencia. Instituciones y cirujanos seleccionados por la American Society for Bariatric Surgery en Estados Unidos, quienes han demostrado muy buenos resultados de su cirugía bariátrica de manera consistente, y que tienen una excelente infraestructura. Se los llama Centers of Excellence (COE)

Cianosis. Color azulado de la piel debido a la insuficiencia de oxígeno en la sangre

Ciego. Primera porción del colon ascendente, en donde se localiza el apéndice

Circumfleja. Arteria coronaria que circular alrededor del lado izquierdo del corazón

Cirugía bariátrica. Operaciones efectuadas en el estómago y a veces los intestinos también que resultan en pérdida de peso. Estos procedimientos reducen el tamaño del estómago. Algunos previenen la absorción de alimentos y calorías al desviarlos (bypass) de un segmento intestinal

Cirugía de bypass coronario. Consiste en un "puente" creado por un segmento de una vena extraída de una pierna o brazo que conecta la aorta con una arteria coronaria obstruída e inmediatamente debajo de la obstrucción (bypass venoso). Tambien se utiliza una arteria del tórax llamada la "mamaria interna"

Cirugía de bypass gástrico. Operación que construye un estómago muy pequeño que se comunica con el intestino. La restricción de alimento causada por tan pequeña capacidad de contenido estomacal conduce a la pérdida de peso. *Ver Roux-n-Y*

Cirugía restrictiva. Un tipo de cirugía de obesidad que reduce dramáticamente el tamaño del estómago

Colesterol. Una de las muchas substancias que circulan en la sangre y que contribuye a la aterosclerosis. Se origina en muchas células, principalmente las del hígado.

Co-morbididad. Coexistencia de dos o más procesos de enfermedad. La obesidad mórbida está asociada con numerosas co-morbididades (Capítulo 1)

Conducción cardiaca. Sistema como si fuera un "alambrado eléctrico" del corazón que transmite la corriente eléctrica que se origina en el nódulo sinusal (localizado en la aurícula derecha) y de ahí, se extiende velozmente al resto del tejido cardiaco. Esta energía eléctrica se convierte en energía mecánica, la cual hace contraer al músculo cardiaco

Coronarias (arterias). Vasos que suministran sangre al músculo cardiaco. Hay tres arterias coronarias. Cada una se divide en ramificaciones más pequeñas

Desfibrilador. Un aparato que restaura el ritmo cardiaco a lo normal por medio de una descarga eléctrica. Hay desfibriladores externos que se usan cuando un paciente desarrolla una arritmia rápida que amenaza la vida y otros son aplicados en el tórax y se llevan permanentemente. Estos últimos tienen la capacidad de reconocer cuando el enfermo "dispara" un ritmo que pudiera ser fatal, y el desfribilador autómatico lo convierte a la normalidad inmediatamente

Depresión. Se traduce en tristeza, la sensación de haber perdido las esperanzas, que ya no puede haber ayuda que lo mejore, combinada con pobre auto-estima, apatía, y el retiro de relaciones o situaciones sociales, personales, y familiares

Dexfenfluramina (Redux). Droga que inducía pérdida de apetito y que fue retirada del mercado al final de la década de 1990 por haber causado daño a las válvulas cardiacas y también por ser responsable por una enfermedad potencialmente fatal, llamada "hipertensión pulmonar primaria"

Diabetes. Enfermedad causada por la incapacidad del cuerpo de utilizar glucosa apropiadamente

Diálisis. Técnica usada para filtrar los productos tóxicos que circulan en la sangre en casos de insuficiencia renal avanzada

Diástole. Es el período en el cual el corazón recibe sangre y se relaja en el proceso

Dilatación. Agrandamiento de una cavidad cardiaca o una arteria

Dipiridamol. Test para detectar la posible presencia de obstrucciones de las arterias coronarias. La substancia es inyectada por via endovenosa y causa triple o cuádruple aumento del flujo coronario (más de lo que produce el ejercicio). También se inyecta una substancia nuclear que permiten la deteccion de zonas del músculo cardiaco que no están recibiendo suficiente aflujo sanguíneo

Dislipidemia. Anormalidad de los niveles sanguíneos de lípidos (colesterol y triglicéridos)

Disnea. Dificultad respiratoria

Divertículo (Intestinal). Un pequeño saquito intestinal que protrude a través de la pared del intestino, y que también se encuentra en el esófago y la vejiga urinaria

Diverticulitis. Inflamación o infección del divertículo (o múltiples divertículos)

Diurético. Droga que estimula la producción de orina. Se usa para tratar la hipertensión, la insuficiencia cardiaca, y los edemas (acumulación de fluído en las extremidades inferiores)

Dumping (síndrome). Ocurre por la consumición de dulces, líquidos de alto contenido de calorías, o productos lácteos después de la cirugía de bypass gástrico y se traduce en molestias con naúseas, vómitos, sudoración fría, y distención abdominal

En realidad, estas molestias resultan beneficiosas para el enfermo porque lo desalienta para consumir postres, helados, y alimentos dulces. Se piensa que parte del éxito de la operación de bypass gástrico, Roux-n-Y se debe en gran parte, a este fenómeno

Duodeno. Las primeras doce pulgadas de intestino delgado que siguen inmediatamente al estómago. La bilis y los jugos pancreáticos alcanzan el duodeno a través de los conductos biliares y pancreáticos

Ecocardiografía. Un procedimiento que no causa ningún dolor o peligro y que utiliza ondas de ultrasonido para evaluar la función del corazón, sus cavidades y válvulas

Edema. Excesiva acumulación de líquido debido a causas cardiacas o extra-cardiacas. Puede estar presente en muchas partes del cuerpo desde la cara hasta los pies. Cuando el líquido se localiza en los pulmones, se le llama "edema pulmonar"

Electrocardiograma. Un procedimiento diagnóstico que registra la actividad eléctrica del corazón y sirve para detectar arritmias, desórdenes del sistema eléctrico (sistema de conducción) del corazón, e infartos agudos o que ocurrieron en el pasado

ECG o EKG. Abreviación de "electrocardiograma". La K en EKG se debe al nombre de esta técnica en el idioma alemán

Émbolo. Un fragmento de un coágulo, aire, o placa aterosclerótica, o de un tumor, que pueden viajar en el torrente sanguíneo y bloquear una arteria. El lugar en donde este fragmento aterriza tanto como su tamaño, determina el daño resultante (pulmón, cerebro, bazo, piernas, brazos)

Embolismo. Es el trayecto del émbolo. Depende de donde éste se detuvo (cerebro, pulmón, etc.)

Esófago. Estructura tubular del aparato digestivo que transporta el alimento de la boca hacia el estómago

Estimulación gástrica por sistema gástrico implantable. Una especie de marcapaso aplicado al estómago. Una batería pequeña es implantada debajo de la piel y un cablecito se extiende hasta el nervio vago en el estómago. Se estimula al nervio y esto reduce el apetito

Exclusión de una póliza de seguro. Negación de un seguro de salud atribuída a una cláusula del contrato que no permite la cobertura de los gastos de la cirugia bariátrica. Legalmente, es una de las cláusulas más difíciles de ganar para el paciente, a menos que la compañía aseguradora no haya incluído esta determinación como una exclusión para el tratamiento de la obesidad mórbida

Factores de riesgo cardiovascular. Son factores que aumentan el riesgo de enfermedad cardiovascular. Ejemplos: hipertensión, diabetes, altos niveles de colesterol o triglicéridos, estilo de vida sedentario (insuficiente actividades físicas), el tabaquismo, influencias genéticas, estrés, malos hábitos alimenticios, la edad (más de 45 años en los hombres y más de 55 en las mujeres), niveles sanguíneos altos de la Proteina C Reactiva, lipoproteína (a), homocisteína, o el estado pos-menopaúsico

Fibra. Substancia nutritiva que se encuentra en frutas y vegetales y que pasa a través del tracto digestivo sin absorberse

Fibrilación auricular. Ritmo cardiaco anormal. Se traduce en un pulso irregular. La aurícula tremblequea en lugar de proceder con una simple contracción como lo hace normalmente

Fibrilación ventricular. Contracciones cardiacas caóticas y desorganizadas, que son fatales a menos que se corrijan inmediatamente

Gastrointestinal. Pertinente al estómago y los intestinos

Gastroplastia de Banda Vertical. Operación de tipo restrictivo para tratar obesidad mórbida. Se aplican staples en el estómago muy cerca donde el esófago se une al estómago. Estos son ubicados verticalmente y resultan en un saquito estomacal muy pequeño

Genético. Pertinente a la transmisión hereditaria de ciertas características

Grasas no saturadas. Ácidos grasos cuyas moléculas no están totalmente ocupadas por iones atómicos de hidrógeno

Grasas saturadas. Ácidos grasos cuyas moléculas de carbono están totalmente ocupadas por átomos de hidrógeno. Se encuentran en la carne y productos lácteos y pueden elevar los niveles sanguíneos de colesterol, aumentando el riesgo de enfermedad coronaria y de muchos otros territorios arteriales, y ciertos tumores malignos también

Grelina. Una hormona recientemente descubierta segregada por células endocrinas dentro del estómago. Los niveles sanguíneos de esta hormona aumentan antes de comer y durante la restricción de alimentos o períodos de estarvación

Halitosis. Mal aliento

Hierbas medicinales. Substancias naturales que no son controladas por la FDA (Federal Drug Administración)

Hernia. Protrusión de un segmento de intestino a través de la pared abdominal

Hernia hiatal. Una porción del estómago que se desliza hacia arriba adentro del tórax

Hiperglicemia. Nivel elevado de glucosa sanguínea

Hiperlipidemia. Elevación del colesterol o triglicéridos

Hipertensión. Alta presión arterial. Si se prolonga y no se trata adecuadamente, se complica con accidentes cerebrovasculares, falla o insuficiencia cardiaca congestiva, infartos de miocardio, disfunción sexual y deficientes erecciones, daños a los riñones y arteriosclerosis generalizada

Hipófisis. Glándula de tamaño diminutivo pero indispensable para sostener la vida, localizada en la base del cerebro. Produce hormonas, regula y controla la producción de hormonas por otras glándulas

Hipotálamo. Pequeñísima estructura localizada en la base del cerebro de enorme importancia y que cumple muchas funciones esenciales, incluyendo la regulación del apetito y la temperatura del cuerpo

Hipotensión. Presión arterial baja

Hipoventilación. Función respiratoria afectada que conduce a un pobre contenido de oxígeno en la sangre

Holter. Monitor portable que registra el ritmo cardiaco durante 24 horas o días

Hormonas. Compuestos químicos como la hormona tiroidea o la testosterona que son manufacturados en el cuerpo y sirven para cumplir funciones específicas

Íleo. 10 pies de intestino delgado que es responsable por el proceso de absorción de alimentos. Se extiende desde el el yeyuno hasta el ciego

Infarto. Daño permanente en un órgano causado por la oclusión (bloqueo) de una arteria. Ejemplos: infarto cerebral, infarto de miocardio

Insuficiencia venosa. *Ver también Venas varicosas.* Incapacidad de las venas de las extremidades inferiores para mover la sangre hacia el corazón, causando lenta circulación venosa y formación de venas varicosas (venas dilatadas)

Insulina. Hormona producida por el páncreas. Promueve la entrada de glucosa en las células. Es esencial para la utilización de energía en todo el cuerpo humano

Intestino grueso. Es la porción del tracto digestivo que se extiende desde el final del intestino delgado hasta el ano. Sus secciones incluyen: el ciego, colon ascendente, colon transverso, colon descendente, colon sigmoideo, recto, y ano

Isquemia. Deficiente cantidad de sangre que llega a un órgano

Isquemia cerebral. Deficiente cantidad de sangre que recibe el cerebro

Isquemia miocárdica. Reducida cantidad de sangre que irriga al músculo cardiaco

Isquemia silenciosa. Enfermedad aterosclerótica coronaria que reduce el flujo de sangre al músculo cardiaco pero que no se expresa por dolor u otros síntomas

Kilogramo. Medida que equivale a 2.2 libras

Laparoscopia. Método que permite la visualización y el tratamiento de anormalidades intra-abdominales con instrumentos fibro-ópticos

Leptina. Hormona producida por tejido adiposo. Juega un papel en la regulación del apetito

Lipectomía. Extirpación quirúrgica de tejido graso por corte de bisturí

Liposucción. Un proceso de remoción de tejido adiposo por un instrumento que utiliza la succión a través de una pequeña incisión de ¼ de pulgada a 2 pulgadas. Este método es el más común de cirugía cosmética utilizada por los hombres

Malabsorción. El intestino pierde la capacidad de absorber substancias nutritivas a través del intestino

Malnutrición. Condición causada por una deficiencia en la consumición de alimentos o su absorción

Manta gástrica. Resección vertical de parte del estómago que restringe la cantidad de alimentos que este órgano puede contener

Morbilidad. Pertinente a las enfermedades

Mortalidad. Se refiere a la muerte

NIH. National Institutes of Health (Estados Unidos)

No invasivo *Ver Procedimientos no invasivos*

Norepinefrina. Tambien llamada "noradrenalina". Es una hormona que ayuda a regular la frecuencia (el número) de latidos cardiacos, acelerando el pulso y aumentando la presión arterial al provocar vasoconstricción generalizada a través de todo el cuerpo. Esto es útil cuando, por alguna razón, la presión arterial baja más de lo debido

Obesidad. Excesivo peso debido a la acumulación de tejido graso o adiposo en el cuerpo

Páncreas. Este órgano se oculta detrás del estómago y secreta enzimas y hormonas, incluyendo la insulina

PET or PET scan *Ver Tomografía de emisión de positrones*

Pituitaria (glándula) *Ver Hipófisis*

Placa. Formación que resulta de depósitos de colesterol dentro de las arterias, las cuales pueden crecer y obstruirlas. Cuando la placa se quiebra se forma un coágulo que bloquea la arteria completamente de manera aguda.

Píloro. Una válvula muscular localizada al final del estómago que controla el pasaje de alimento al duodeno

Presión arterial diastólica. El menor de los dos números de la presión registrada

Presión arterial sistólica. El mayor de los dos números de la presión registrada

Proteínas de muy baja densidad. Una clase de lípidos que aumentan el riesgo de enfermedad coronaria y vascular en general

Recto. Sección final del intestino grueso que mide aproximadamente 9 pulgadas de largo

Riesgos. *Ver Factores de riesgo cardiovascular*

Roux-n-Y. Esta operación fue así llamada por Cesar Roux, un cirujano Suizo que la diseñó. Crea un pequeño estómago, con sutura horizontal que separa éste del resto del estómago. El intestino delgado es seccionado cerca del origen del yeyuno (la segunda parte del intestino delgado), y la porción larga del yeyuno es conectada al estómago creado. De esta forma, el alimento se dirige directamente del pequeño estómago hacia el yeyuno. Desde que el alimento está en contacto con los jugos digestivos durante un tiempo menor de exposición, un grado de malabsorcion ocurre

Corrientemente, este procedimiento es generalmente considerado muy seguro y el mejor tratamiento quirúrgico de la obesidad mórbida

Saco estomacal. Pequeño receptáculo que queda construído luego de la cirugía que excluye la mayor parte del estómago. Usualmente sólo puede contener de 3 a 4 onzas de alimento

Sepsis. Número abundante de bacterias en la sangre

Sibutramina (Meridia). Droga para inducir pérdida de peso

Super obesidad mórbida. Ocurre cuando el paciente tiene más de 200 libras de peso en exceso o un ICM de 50 o más

Síndrome X. *Ver Síndrome metabólico*

Taquicardia. Latidos cardiacos más rápidos que los normales (pulso normal es de 60 a 100 pulsaciones por minuto)

Taquicardia ventricular. Ritmo anormal rápido que se origina en un lugar del corazón mucho más bajo que de donde se genera el ritmo normal (en el ventrículo)

Taquipnea. Respiraciones más rápidas

Termogénico. Cualquier alimento, droga, o actividad que aumente el metabolismo

Test de estrés. Se hace para detectar la presencia de enfermedad de las arterias coronarias o para evaluar la tolerancia de una persona para practicar ejercicios

Tirotoxicosis facticia. Es un estado semejante al hypertiroidismo, o un aumento de la hormona tiroidea que produce fuertes palpitaciones y otros síntomas. La tirotoxicosis facticia se acompaña de pulsos muy rápidos **porque el paciente ha sido administrado hormona tiroidea por via bucal con el objeto de acelerar el metabolismo y perder peso**

Triglicéridos. Un grupo de lípidos asociados con enfermedad cardiovascular cuando sus niveles sanguíneos son elevados

Trombo. Coágulo de sangre formado dentro del corazón, una vena, o una arteria

Trombosis. Es el proceso de formación de un trombo

Tromboflebitis. Coágulo e inflamación de una vena

Ultrasonido. Vibraciones sonoras de alta frecuencia, no audibles al oído humano, que se utilizan para diagnósticos médicos de múltiple órganos, y que producen imágenes que revelan el órgano afectado con la lesión que contiene

Vasoconstricción. Constricción de una vena o arteria

Vasodilatación. Dilatación de una vena o arteria

Venas varicosas. Venas dilatadas por haber perdido la capacidad de contraerse normalmente, lo cual lleva al enlentecimiento de la circulación venosa, aumento de la presión dentro del sistema venoso y su dilatación

Yo-Yo. Dieta que se lleva a cabo con grandes oscilaciones de peso, ganándolo y perdiéndolo muchas veces

DIRECCIONES DE INTERNET, RECURSOS, Y OTRAS FUENTES DE INFORMACION

CONTROL DEL PESO

American Society for Metabolic and Bariatric Surgery
7328 West University Avenue, Suite F
Gainesville FL 32607
352-331-4900 (Phone)
352-331-4975 (Fax)
E-mail: info@asbs.org

American Society of Bariatric Physicians
303-770-2526
http://www.asbp.org

American Obesity Organization
www.obesity.org

International Bariatric Surgery Registry (IBSR), formerly known as the National Bariatric Surgery Registry (NBSR)
ibsr@uiowa.edu

U.S. Centers for Disease Control and Prevention
www.cdc.gov

U.S. Surgeon General
www.surgeongeneral.gov

**U.S. Department of Health and Human Services
National Institutes of Health
Weight-Control Information Network**

1 Win Way
Bethesda MD 20892-3665
202-828-1025 (Phone)
202-828-1028 (Fax)
Internet: http://www.win.niddk.nih.nih.gov
E-mail: WIN@info.niddk.nih.gov
Toll-free number: 1-877-946-4627

www.amedeo.com

www.asbs.org

www.foodanddiet.com

www.obesity-online.com

www.obesitysurgery-info.com

www.obesitysurgery.com

www.pulseamerica.org

ALCOHOL
1-800-ALCOHOL
This hotline is available twenty-four hours a day, seven days a week.
Offers counseling and assistance in finding local treatment centers.

Alcoholics Anonymous, Inc.
General Service Office
P.O. Box 459
Grand Central Station
New York NY 10163
212-870-3400

SALUD CARDIOVASCULAR
American Heart Association
National Center
7272 Greenview Ave
Dallas TX 75231-4596
800-242-8721

National Heart, Lung, and Blood Institute
Information Center
P.O. Box 30105
Bethesda MD 20824-0105
301-251-1222

DIABETES
American Diabetes Association, Inc.
1660 Duke Street
Alexandria VA 22314
800-232-3472

National Diabetes Information Clearing House
One Information Way
Bethesda MD 20892-3560
301-654-3327

DROGAS
National Institute on Drug Abuse
800-662-4357

Narcotics Anonymous
www.na.org

SERVICIOS DE SALUD EN GENERAL E INFORMACIÓN
National Library of Medicine
8600 Rockville Pike
Bethesda MD 20894
800-272-4787

ORGANIZACIONES DE LA SALUD MENTAL
The National Mental Health Association
www.nmha.org

Mental Health Net-Self Help Source Book
mentalhealth.net/selfhelp

NUTRICIÓN
National Center for Nutrition and Dietetics (NCND)
216 West Jackson Boulevard, Suite 800
Chicago IL 60606-6995
800-366-1655

National Cholesterol Education Program
NHLBI Information Center
P.O. Box 30105
Bethesda MD 20824-0105
301-251-1222

DISFUNCIÓN SEXUAL
Female Impotence
www.healthfind.org/health/female+impotence

Impotence Institute of America
800-669-1603
www.impotenceworld.org

The Society for the Scientific Study of Sexuality
P.O. Box 416
Allentown PA 18105-0416
Phone: 610-530-2483
www.SexScience.org

TABAQUISMO
American Cancer Society
National Office
1599 Clifton Road NE
Atlanta GA 30329
800-ACS-2345

American Lung Association
1740 Broadway, 14th Floor
New York NY 10019-4374
800-586-4872

American Heart Association
National Center
7320 Greenville Ave
Dallas TX 75231
800-AHA-USAI

ACCIDENTES CEREBRO-VASCULARES
National Institute of Neurological Disorders and Stroke
NINDS Information Service
Building 31, Room 8, A06
Bethesda MD 20892

National Stroke Association
300 East Hampden Ave, Suite 200
Englewood CO 80110-2622
800-787-6537

American Stroke Association
888-478-7653

INDEX

EL AUTOR

El Doctor Eduardo Chapunoff es un diplomado de los Boards Norteamericanos de Medicina Interna y Enfermedades Cardiovasculares, "fellow" del American College of Physicians y "fellow" del American College of Cardiology. Fue profesor asociado de Medicina de la Universidad de Miami desde 1985 hasta el año 1997.

Fue el director médico de un instituto del hospital St. Francis, Miami Beach, y jefe actuante de la Clínica de Veteranos, Oakland Park, Florida.

Ha sido incluído en los registros biográficos de **Marquis Who's Who Publication Board, Líderes Comunitarios de Estados Unidos, Personalidades de Estados Unidos** (American Biographical Institute), **Quién es Quién entre los Intelectuales Internacionales** (International Biographical Centre, Cambridge, Inglaterra). Fue nombrado **El Hombre Internacional del Año 1991-1992** (International Biographical Centre, Cambridge, Inglaterra).

El Dr. Chapunoff es el autor de *Sex and the Cardiac Patient* (1991) y la versión en español, *El Sexo y el Paciente Cardiaco,* el cual fue publicado en Estados Unidos y también en Argentina por la Editorial Lidiun. El Ateneo, una de las casas editoras más prestigiosas de Sud-América fue su distribuidor exclusivo.

En el año 2004 iUniverse publicó *Answering Your Questions about Heart Disease and Sex* (Designado como la *Elección del Editor* y *Finalista* en el concurso anual 2004 de la revista *ForeWord*).

Hatherleigh Press publicó esta obra en September 2007 (distribuidor: Random House). En marzo de 2010 publicó libros en inglés sobre obesidad mórbida y otro sobre prevención de muerte súbita. El autor tradujo sus libros al español con los siguientes títulos:

¡Cómo Evitar el Caerse Muerto! *Una Guía para la Prevención de 201 Causas de Muerte Súbita o Rápida*

La Obesidad Mórbida: *¿Permitirá Usted que le Quite la Vida?* y

Contestando sus Preguntas sobre Padecimientos Cardiacos y el Sexo

El Dr. Chapunoff es actualmente el jefe de cardiología del Doctor's Medical Center y sus seis institutos localizados en Miami.

El Customers's Research Council of America 2009 lo seleccionó como uno de los "Cardiólogos Topes de Estados Unidos".

Sus actividades extracurriculares incluyen la interpretación del violín y la pintura al óleo.

Sus trabajos artísticos se han exhibido en galerías de arte en variadas oportunidades

Visite su website: www.dreduardochapunoff.com